ISBN 978-3-662-27938-0   ISBN 978-3-662-29446-8 (eBook)
DOI 10.1007/978-3-662-29446-8

(Aus der Universitäts-Augenklinik Halle/S. — Direktor: Prof. *Clausen*.)

Zur Entfernung nichtmagnetischer Fremdkörper aus dem Augeninnern[1].

Ergebnisse und Ausblicke.

Von

Friedrich Karl Leydhecker.

Mit 14 Textabbildungen.

1. *Einleitung*.

Von den im Augeninnern vorkommenden Fremdkörpern sind in Friedenszeiten etwa 20—25% nichtmagnetisch oder schwachmagnetisch, im Kriege steigt die Zahl erheblich an. Die Fremdkörper bestehen meist aus Messing, Kupfer, Blei, unmagnetischen oder schwachmagnetischen Stählen, Steinen, Glas oder Holz. Über nichtmagnetische Stähle einige Worte:

Als unmagnetische Stähle werden in der Industrie im allgemeinen solche Stähle bezeichnet, die zu Zwecken verwendet werden, wo hohe Festigkeit erwünscht und Magnetisierbarkeit unerwünscht ist. (Einzelne Teile elektrischer Maschinen, Teile in der Nähe von Kompassen, Deckaufbauten von Vermessungsschiffen.) Im augenärztlichen Sinne unmagnetisch sind aber auch eine Menge anderer Stahlsorten, die das Fehlen des Magnetismus nur als Nebeneigenschaft haben, solche, bei denen zur Erreichung anderer Eigenschaften Zusätze notwendig sind, durch die gleichzeitig die Magnetisierbarkeit verloren geht (verschiedene rostbeständige und besonders zähle Stähle.).

Vom Gesichtspunkt der Zusammensetzung aus betrachtet sind Stähle unmagnetisch, die 27% Nickel oder über 14% Mangan enthalten oder eine Mischung beider, wobei 1% Mangan etwa 2% Nickel gleichwertig ist. Soweit unmagnetische Stähle gleichzeitig hochkorrosionsbeständig sind, können sie vom Auge als chemisch indifferent vertragen werden. Praktisch ist eine Beurteilung darüber schwierig, da viele Stahlsorten bei plötzlichen Temperaturveränderungen ihre Eigenschaften ändern. Tierversuche über die Verträglichkeit solcher Metallsplitter im Auge möchte ich daher nicht als beweisend für das Verhalten einer entsprechenden Legierung im menschlichen Auge ansehen, denn die Erwärmungs- und Abkühlungsvorgänge bei dem jeweiligen Unfall sind nicht rekonstruierbar.

So gut wie alle — nichtmagnetischen oder magnetischen — Fremdkörper richten beim Verbleib im Auge dieses früher oder später zugrunde. Diese Erkenntnis wird beinahe bestätigt dadurch, daß gegenteiliges

---

[1] Mit Unterstützung der Deutschen Forschungsgemeinschaft.

Verhalten eines solchen Fremdkörpers ein beliebtes Thema für kasuistische Einzelveröffentlichungen ist. Beispiel:

Decker berichtet in den Klin. Mbl. Augenheilk. **1890**, S. 500: Akkommodationskrampf, hervorgerufen durch einen Fremdkörper der seit 6 Jahren im Glaskörper liegt, ohne weitere Reizerscheinungen zu verursachen.

W. S., 18 Jahre alt, konsultierte mich wegen eines „eigentümlichen Gefühls", das er zuweilen im linken Auge empfinde und das verbunden ist mit mehr oder weniger rasch vorübergehender Verschlechterung des Sehens. Er gibt an, daß ihm im Jahre 1884 ein Stück von einem Zündhütchen ins linke Auge geflogen sei. Behandelt wurde er damals vom leider zu früh verstorbenen Sanitätsrat *Klinger*, in dessen Journal vom 4. Januar 1884 sich folgendes aufgezeichnet fand:

„Hinter der Linse im Glaskörper, ziemlich zentral mit geringer Beweglichkeit, ein kleines, spitzes Zündhütchenfragment. Fundus normal. V. = 20/20". In einer zweiten Notiz vom 21. Juli desselben Jahres findet sich: „V. = 20/20. Auge reizlos."

Während das Stückchen zuerst wagerecht lag, stand es nunmehr senkrecht.

Die heute, also nach reichlich $6^{1}/_{2}$ Jahren vorgenommene Untersuchung ergibt dasselbe Resultat. Die Sehschärfe beträgt auch heute noch 20/20, ebenso wie rechts. Das Auge ist vollkommen reizlos. Hornhaut klar, nicht die kleinste Trübung ließ sich finden, Iris zeigt normales Verhalten, die Pupille normale Reaktion. Die Linse ist vollkommen klar, ohne jede Pigmentauflagerung. Ebenso ist der Glaskörper vollkommen klar und durchsichtig. Im vorderen Abschnitte desselben etwas nach unten und innen schwebt mit vertikaler Längsachse ein dunkler Körper nach oben zugespitzt, nach unten zu sich verbreiternd, von etwa 2 mm Länge, während die Breite des unteren Endes wohl nicht ganz 1 mm erreicht. Der Körper ist in mäßig ausgiebiger Weise beweglich. Man hat den Eindruck, als ob er am spitzen Ende an einem unsichtbaren Faden aufgehängt sei, denn bei den Bewegungen des Auges pendelt er hin und her, ohne daß man ihn aus dem Auge verliert, selbst nicht bei sehr ausgiebigen Bewegungen und nach kurzer Zeit ist er in seine alte Lage zurückgekehrt. — Interessant war nun die Angabe des Patienten, daß er ab und an auf dem Auge schlecht sehe. Ein genaues Examen ergab, daß diese Verschlechterung nur bei langem Bücken auftrat. Patient hat dann ein „eigentümliches, beinahe schmerzhaftes" Gefühl im Auge und sieht schlecht für die Ferne. Dieser Zustand hält nicht lange an, er dauert gewöhnlich nur wenige Minuten.

Ich glaube, daß diese Erscheinung lediglich als Akkommodationskrampf aufzufassen ist. Beim längeren Bücken fällt der Fremdkörper nach vorn und legt sich auf den Ciliarmuskel, der auf diesen Reiz durch eine kräftige Kontraktion reagiert, die sich nach Fortfall des Reizes allmählich wieder löst.

Ein Experimente causa vorgenommenes kurzes Bücken blieb leider ohne Erfolg und zu längerem Bücken war Patient nicht zu bewegen.

Das gewöhnliche Verhalten von Fremdkörpern im Augeninnern, speziell im Glaskörper, ist so oft in klassischen Worten geschildert, daß eine ausführliche Darstellung hier nicht nötig ist.

Leber hat das Verhalten aseptischer Fremdkörper am Tierauge geprüft und in seinem grundlegenden Werke: „Die Entstehung der Entzündung und die Wirkung der entzündungserregenden Schädlichkeiten" beschrieben. Das menschliche Auge verhält sich Fremdkörpern gegenüber grundsätzlich nicht anders als das Säugetierauge.

Haab: „Die Prognose der unmagnetischen Fremdkörper des hinteren Augenabschnittes ist im ganzen ungünstig".

Praun: „Fast immer geht das Auge durch plastische Entzündung mit Verlust des Sehvermögens zugrunde."

Wagenmann: „Verbleiben aseptische Fremdkörper von einer gewissen Größe im hinteren Augenabschnitt, so tritt meist früher oder später durch die Fremdkörperwirkung Erblindung ein, und oft muß das Auge entfernt werden. Falls Infektion erfolgt, und eitrige Entzündung eingetreten ist, kann innerhalb weniger Tage das Schicksal des Auges besiegelt sein."

Ebenso übereinstimmend wird auf die Schwierigkeit der Entfernung der Fremdkörper hingewiesen. Mitunter wird sogar in dem Gedankengang, daß die Entfernung häufig nicht gelingt, und daß die bei der Operation erfolgenden Verletzungen das Auge mehr schädigen als der zurückbleibende Fremdkörper, die Ansicht ausgesprochen, daß das Auge gleich nach der Verletzung enukleiert werden solle, um die Gefährdung des anderen Auges durch sympathische Ophthalmie und zweckloses langwieriges Heilverfahren des verletzten Auges zu vermeiden *(Günther)*. Oder es wird der Vorschlag gemacht, den Fremdkörper im Auge zu belassen und ihn dort unschädlich zu machen. *Mielke* will die Fremdkörpergegend durch Ultrakurzwellen elektrokoagulieren und so den Fremdkörper einschließen. Der durch Ultrakurzwellen erhitzte Fremdkörper wäre dann jedenfalls keimfrei gemacht. Auch wird an die Möglichkeit gedacht, den Fremdkörper auf chemischem Wege unschädlich zu machen. *Müller* schlug vor und versuchte, Kupfer durch Komplexsalzbildung mit Natriumthiosulfat zu schnellerer Auflösung zu bringen.

An der Universitätsaugenklinik Halle brachte *Rose* Kupfersplitter in den Glaskörper von Kaninchenaugen ein. Bei einem Teil der Augen wurde Natriumthiosulfatlösung in den Conjunctivalsack getropft, die anderen blieben unbehandelt. Die Fremdkörper der nach etwa 3 Monaten entfernten Augen wurden gewogen. Die Fremdkörper aus den unbehandelten Augen sollen jedesmal mehr an Gewicht verloren haben als die aus den behandelten. Es ist an die Bildung eines schwerlöslichen Kupfersalzes zu denken. Wie sich diese Umstände auf den Krankheitsverlauf auswirken, ist mir im einzelnen nicht bekannt. Es ist zu hoffen, daß *Rose* selbst seine Versuche genauer veröffentlicht.

Von der Mehrzahl der Autoren wird jedoch empfohlen, wenigstens den Versuch zur Entfernung des Fremdkörpers zu machen, um das Sehvermögen oder auch nur die Form des verletzten Auges zu retten. So soll jetzt hier auch nicht auf die Frage eingegangen werden, ob die Fremdkörper zu entfernen seien oder nicht, sondern die Verfahren zum Nachweis, zur Lokalisierung und zur Entfernung sollen besprochen werden. Dabei soll allgemein Bekanntes nur, soweit es zum Verständnis des Neuen erforderlich ist, angedeutet werden. Die nur mehr historischen Methoden werden nicht wiederholt, ebenso die fast unzähligen Methoden der Röntgenlokalisation. Andererseits sollen aber die Verfahren, die heute noch wertvoll sein können, aber in der Literatur vergessen zu werden drohen, gemeinsam ans Licht gezogen und verglichen werden. Teilweise werden die älteren Verfahren durch inzwischen erreichte allgemeine technische Fortschritte verbessert. Auch einige neue Vorschläge werden gebracht und ein Gerät zur Entfernung von Fremdkörpern wird beschrieben.

Literaturhinweise im Text sind kürzehalber vermieden, Prioritätsfragen kaum angeschnitten. Interessenten seien auf das Schriftenverzeichnis verwiesen.

2. Alte Untersuchungsmethoden.

In der Industrie sind eine Menge neuer Werkstoffe erschienen, die als Augenfremdkörper vorkommen können. Ein Teil dieser Fremdkörper ist durch Röntgenstrahlen schwer oder nicht darstellbar, außerdem unmagnetisch. Damit läßt uns das in neuerer Zeit fast allein geübte Untersuchungsverfahren hier im Stich, und man kann darauf angewiesen sein, die Untersuchung ohne das Röntgenverfahren durchzuführen. Man versetze sich zurück in die Zeit als es noch kein Röntgenverfahren gab.

(Die Zeit ist gekennzeichnet durch einen Satz von *Berlin:* „Diagnose: Corpus alienum im Glaskörperraum, sofortige Enucleatio Bulbi." Graefes Arch. 14, II, 280.)

Man wird mitunter die alten Untersuchungsmethoden genauer üben müssen als man es sonst im Vertrauen auf das Röntgenverfahren zu tun gewohnt ist. Die Anamnese ist zu beachten, aber nicht zu überschätzen. Die Diagnose ist leicht, wenn der Fremdkörper mit dem Augenspiegel zu sehen ist. Trifft das nicht zu, so betrachte man genau die Wunde, durch die der Fremdkörper eingedrungen sein kann. Kleine durchdringende Hornhautwunden mit rascher Wiederherstellung der vorderen Kammer, Bindehaut- und Lederhautverletzungen, die sich schlecht in die Tiefe verfolgen lassen, sprechen für intraokulare Fremdkörper, sind jedoch nicht beweisend.

Wagenmann: Für Fremdkörperverletzungen charakteristisch sind kleine, scharf begrenzte Wunden und Narben.

Mitunter kommen (bei eindeutiger Anamnese auf Fremdkörper) Hornhaut- und Irisverletzungen vor, ohne daß sich ein Fremdkörper findet.

Auf die Untersuchung des Gesichtsfeldausfalles und der umschriebenen Druckschmerzhaftigkeit und Rötung wurde besonderer Wert gelegt.

Praun betonte, daß die Öffnung in der vorderen Linsenkapsel, der trübe Kanal in der Linse, die Sternfigur in der hinteren Corticalis, vor allem aber die hintere Linsenkapselwunde beachtet werden muß.

Noch heute ist das im Verlauf der Krankheit deutlich werdende Mißverhältnis zwischen äußerer Verletzung und Entzündung ein Zeichen, das Anlaß zum Verdacht auf Fremdkörperverletzung geben soll.

Auch die Schmerzreaktion beim Anlegen des Magneten konnte bei schwachmagnetischen (zur Extraktion nicht genügend magnetischen) Fremdkörpern einen Hinweis geben.

Luftblasen im Glaskörperraum und Fremdkörperbahn können beweisend für das Zurückbleiben eines Fremdkörpers im Glaskörperraum sein, falls nicht doppelte Perforation vorliegt. (Abgesehen von seltensten Fällen bakterieller Gasbildung.)

Andere Wege zur Untersuchung auf intraokulare Fremdkörper sind erst durch diejenigen technischen Fortschritte erschlossen worden, die — wie das Röntgenverfahren — hauptsächlich nach der Jahrhundertwende ausgebaut wurden.

3. Der Gebrauch von Durchleuchtungslampen.

Fremdkörperlokalisierung kann durch Verwendung von Lichtmarken auf der Sklera vorgenommen werden, wenn die Fremdkörper mit dem Augenspiegel zu sehen sind.

Die Beleuchtung der Sklera kann von innen erfolgen mit Beleuchtung durch die Pupille. Beim Augenspiegeln im umgekehrten Bild mit sehr hellem Lichte wird auf der freipräparierten Sklera die von dem augenspiegelnden Arzt betrachtete und beleuchtete Fremdkörperstelle als äußerer Lichtpunkt durch einen Assistenten gesehen und markiert.

A. Magitot und *Dubois-Poulsen* lokalisierten nichtmagnetische Fremdkörper, indem sie im aufrechten Bilde spiegelten. Gleichzeitig wurde auf die freipräparierte Sklera von außen die *Lange*sche Lampe aufgesetzt. Wenn Fremdkörper und innen sichtbarer Lichtpunkt der Durchleuchtungslampe zur Deckung gebracht waren, wurde an der entsprechenden Stelle der Lederhaut eine Tuschemarkierung angebracht. An dieser Stelle erfolgte der Einschnitt.

Bei der Operation kann eine Durchleuchtungslampe auf die Cornea aufgesetzt werden oder auf die Sklera (etwas von der nach Fremdkörperlokalisation gemachten Einschnittsöffnung entfernt). In der rot aufleuchtenden Schnittöffnung zeigt sich dann der Fremdkörper als schwarzer Schatten.

4. Sondierung.

Ist Einblick in das verletzte Auge nicht möglich und versagt das Röntgenverfahren, so kann bei Verdacht auf Anwesenheit eines Leicht-

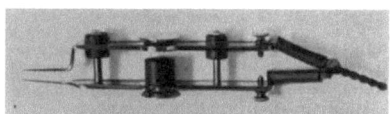

Abb. 1. Telephonpinzette von *Wewe*.

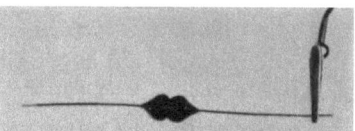

Abb. 2. Eine als Fremdkörpersonde vorbereitete Tränengangsonde.

metallsplitters im Auge Sondierung durch die Wunde zum Fremdkörpernachweis zweckmäßig sein, da die neuen Leichtmetalle fast alle chemisch äußerst aktiv sind und ihre schleunige Entfernung angezeigt ist. Die Sondierung kann mit der Telephonpinzette von *Wewe* erfolgen, jedoch kann ebensogut jede andere metallische Sonde verwendet werden, wenn sie in einen ähnlichen Stromkreis eingeschaltet wird, wie die genannte Pinzette.

Beispiel: Eine Tränengangsonde wird mit isolierendem Lack überzogen, an jedem Ende bleiben 5 mm Sonde frei von Lack. Das eine Ende der Sonde dient zum Sondieren im Auge. Das andere Ende der Sonde wird mit einem Draht leitend mit dem einen Pol des Tonabnehmeranschlusses an einem beliebigen (möglichst batteriebetriebenen) Radioapparat verbunden. Der andere Pol des Tonabnehmeranschlusses wird leitend mit dem Patienten verbunden, ähnlich wie ein Kontakt für Diathermiezwecke. (Ein jederseits eingeschalteter Kondensator von 20 000 cm kann vor etwa zwischen den Polen liegender Gleichspannung schützen.)

Abb. 3 zeigt, wie der deutsche Kleinempfänger für Batteriebetrieb in einfachster Weise diesem Zweck nutzbar gemacht werden kann. An dem in der Abbildung bezeichneten Gitterabgriff der ersten Röhre wird ein Draht angelötet und isoliert zu einen Abgriff geführt. Er wird mit der Sonde verbunden. Der Erdanschluß des Apparates wird leitend mit dem Körper des Patienten verbunden. Die Sonde ist gebrauchsfertig.

Berührt die Sonde das Auge, so ertönt ein leises Knacken in dem angeschalteten Radioapparat; berührt die Sonde den Fremdkörper,

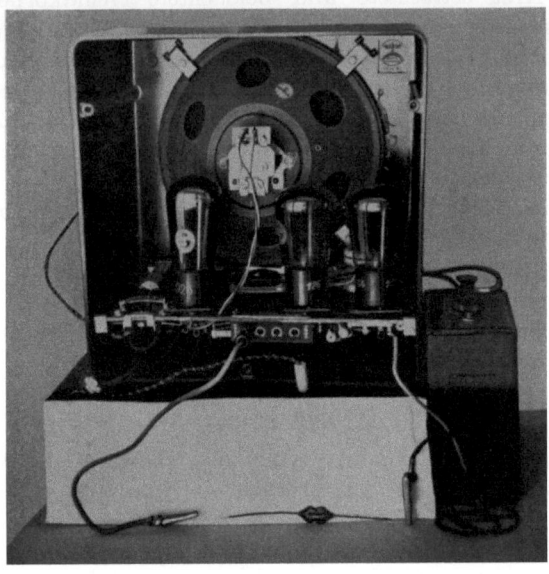

Abb. 3. Der links auf dem Bilde erkennbare helle Draht mit Klemme wird durch eine Diathermieelektrode oder ein beliebiges Blech leitend mit dem Pat. verbunden. Der rechts erkennbare helle Draht führt vom Apparat entweder, wie auf der Abbildung sichtbar, zu einer Sonde, oder kann mit einem Greifinstrument verbunden werden.

so ertönt ein von dem ersten Knacken deutlich zu unterscheidendes, erheblich lauteres Knacken. Die Anwesenheit eines metallischen Fremdkörpers im Auge ist damit erwiesen. Bedingung für das Auftreten des Knackens ist, daß die Sonde aus anderem Metall besteht als der Fremdkörper. Das Knacken ist der Ausdruck eines Stromstoßes bei der Berührung der Metalle von verschiedener Stellung in der Spannungsreihe der Elemente. Es ist durch die Sondierung eine ungefähre Ortsbestimmung des Fremdkörpers möglich, wenn Richtung und Tiefe der Sonde beim Ertönen des Fremdkörperknackens bestimmt werden. Oxydschichten auf dem metallischen Fremdkörper können das Entstehen der Geräusche stören [1].

---

[1] Als Lidsperrer sind die von *Tertsch* angegebenen aus Hartgummi zu benutzen, damit nicht bei der Berührung der Sonde mit einem metallischen Lidhalter störendes Knacken entsteht.

Jedes metallische Gerät, das zur Fremdkörperentfernung ins Auge oder sonst in den Körper eingeführt wird, kann mit der beschriebenen elektrischen Anordnung verbunden, als Fremdkörpersonde benutzt werden, vorausgesetzt, daß es nicht aus einem anderen Grunde (etwa zur Beleuchtung) mit Wechselstrom oder unreinem Gleichstrom in Verbindung steht. Hier können in gewissen Fällen Entstörungsgeräte verwendet werden.

5. Hertels Sideroskop.

Auf die Verwendungsfähigkeit des Sideroskops zur Diagnose nichteiserner Fremdkörper hat *Hertel* 1905 hingewiesen. Er untersuchte als paramagnetische Fremdkörper Eisen, Nickel, Kobalt, als diamagnetische Wismut, Zinn, Zink, Blei und Kupfer. Die diamagnetischen Fremdkörper ließen das Spiegelbildchen des *Hertel*schen Sideroskops in entgegengesetzter Richtung wandern als die paramagnetischen.

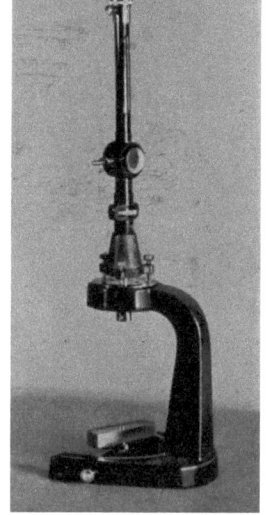

Abb. 4. Sideroskop von Dörffel & Faerber.

Ein Schrotstückchen von 100 mg gab 20 mm Ausschlag auf der Skala, ein Stückchen Kupferblech von 17 mg 5 mm Ausschlag auf der Skala.

Kupfer von Zündhütchen gab als chemisch nicht reines Kupfer „Eisenausschlag" (d. h. es ließ das Spiegelbildchen auf der Skala nach derselben Seite wandern wie Eisen), Messing (3 Teile Cu, 1 Teil Zn), Kanonenbronze (90% Cu, 10% Zn) und Neusilber (50% Cu, 25% Ni, 25% Zn) gaben Eisenausschlag, Phosphorbronze und Manganbronze gaben Kupferausschlag.

1916 ließ *Hertel* ein leicht transportables Sideroskop noch höherer Empfindlichkeit bei Hartmann & Braun in Frankfurt a. M. herstellen, das jetzt leider nicht mehr geliefert wird.

Wie mir Herr Geh.-Rat *Hertel* freundlicherweise mitteilte, kann die Firma Schumann, Werkstätten für Feinmechanik, Düsseldorf 70, Sideroskope nach *Hertel* herstellen, wenn mehrere Bestellungen vorliegen. Nach brieflicher Anfrage erhielt ich, wie bei Hartmann & Braun, verneinende Auskunft.

Andere Sideroskope (Abb. 4) werden von Dörffel & Faerber, Berlin, N. 48, Pappelallee 24, hergestellt. Es liegen keine Veröffentlichungen darüber vor, ob diese Instrumente zum regelmäßigen Nachweis nichteiserner Fremdkörper empfindlich genug sind.

Vielleicht werden die Sideroskope wieder an Bedeutung gewinnen, wenn röntgenologisch nicht schattengebende metallische Fremdkörper im Auge nachgewiesen werden sollen.

6. Combergs und Hatas elektrische Verfahren.

Die Überlagerungswellen zweier Hochfrequenz-Schwingungskreise können in Schallwellen umgewandelt werden. Wir kennen die dabei entstehenden Töne als Rückkoppelungspfeifen an den Rundfunkapparaten. Geringe Änderungen der Selbstinduktion eines der beiden Schwingungskreise genügen, um die Tonhöhe der hörbar gemachten Überlagerungswellen zu ändern. Man kann eine kleine Drahtspule in einen der beiden Hochfrequenzschwingungskreise einschalten. Änderung der Selbstinduktion dieser Spule bewirkt Änderung der Selbstinduktion des Schwingungskreises und damit Änderung der Höhe des Überlagerungstones. Bringt man die kleine Spule in die Nähe eines Metalles,

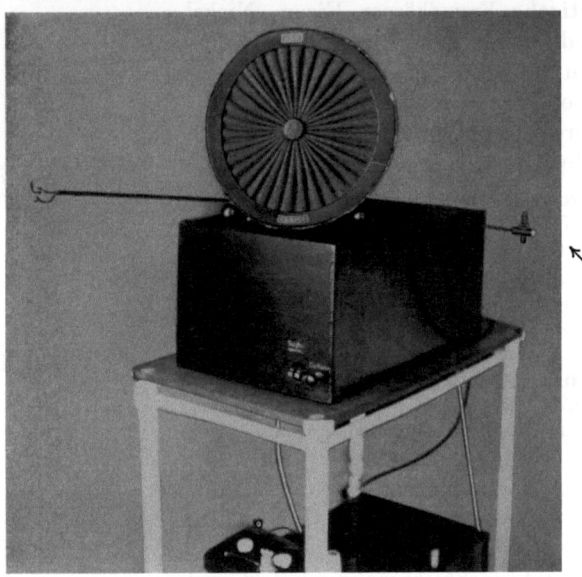

Abb. 5. *Combergs* Fremdkörpernachweis- und -unterscheidungsgerät. Die auf der Abb. rechts senkrecht stehende ,,Suchspule" (↖) ist vergrössert gezeichnet. Der wirkliche Durchmesser beträgt ca. 3 mm. Mittels der in dem im Bilde waagrecht liegenden Kupferrohr enthaltenen Zuleitungsdrähte wird die Spule an den vorne am Kasten sichtbaren Kontakten angeschlossen.

das ihre Selbstinduktion ändert, so kann man die Gegenwart des Metalles an der Höhenänderung des Überlagerungstones erkennen. Bringt man Eisen in die Nähe der Spule, so wird der Ton tiefer, bei Messing, Kupfer, Aluminium und Magnesium wird der Ton höher.

Bei anderer ursprünglicher Einstellung des Überlagerungstones können sich die Verhältnisse umkehren. (Die Erklärung überschreitet den Rahmen.)

Combergs Verfahren zur ,,Lokalisation und Unterscheidung von Metallsplittern im menschlichen Körper nach einem neuen Verfahren mit Hilfe eines Verstärkungsgerätes" beruht auf diesem Prinzip.

Das ,,Ophthalmometalloskop" des Japaners *Hata* läßt die bei Annäherung eines Metallstückchens (Fremdkörpers) an eine kleine Spule auftretende Änderung ihrer Selbstinduktion nach Elektronenröhrenverstärkung durch ein elektrisches Meßgerät sichtbar werden.

Die Empfindlichkeit solcher Geräte kann durch Verstärkerröhren theoretisch beliebig gesteigert werden. Allerdings werden alle Änderungen in der Selbstinduktion der Kreise, die etwa durch Bewegung der Zuführungsdrähte hervorgerufen sind, ebenfalls verstärkt und können die Ablesung oder -hörung erschweren. Es gelingt mit *Combergs* Gerät in seiner jetzigen Form, Leichtmetallstückchen, die im Bindehautsack liegend bei occipitofrontaler Röntgenaufnahme nicht sichtbar sind, in etwa 3 mm Entfernung nachzuweisen. Abb. 5 zeigt *Combergs* Gerät in seiner Originalausführung. Die Anordnung der im Bilde rechts an der waagerechten Stange befestigten kleinen Spule wird noch beweglicher gestaltet werden.

7. Chemisch-analytische Möglichkeiten zum Nachweis schwer röntgendarstellbarer Metalle.

Ausschlaggebend für die Behandlung eines Auges, bei dem Verdacht auf Anwesenheit eines durch Röntgenstrahlen nicht nachweisbaren Metallsplitters besteht, kann vielleicht einmal der chemische Nachweis des betreffenden Metalles sein. Praktisch dürfte es sich nur um Aluminium- oder Magnesiumlegierungen handeln, die in der Industrie neuerdings häufig angewendeten „Leichtmetalle" sind solche Legierungen.

Nach der Tabelle im „Handbuch der Biochemie" von *Oppenheimer*, Ergänzungswerk der II. Auflage, 1933, kommt Magnesium im Serum zu 1,5—4 mg-%, im Liquor zu 3,3 mg-%, im Kammerwasser 1,05—2,5 mg-%, im Glaskörper zu 0,9 mg-% vor.

Vom Aluminiumgehalt des Auges liegen einzelne Ergebnisse nicht vor. Der Gesamtgehalt des menschlichen Körpers an Al beträgt etwa 0,2 mg-%.

Die Chemie kennt höchstempfindliche Nachweismethoden für Al und Mg. Da nach *Feigl* die Grenzkonzentration für den Magnesiumnachweis mit Chinalizarin nach der Tüpfelmethode[1] 1:200 000 beträgt, andererseits der normale Magnesiumgehalt des Kammerwassers 1 : 100 000 bis 1 : 40 000 beträgt, könnte die Ausführung der Reaktion mit stufenweise verdünnten zu prüfenden Lösungen als grobe Schwellenbestimmung dienen.

Zum qualitativen Nachweis von Aluminium mit Morin beschreibt *Feigl* ein äußerst empfindliches Verfahren: „Auf Filtrierpapier (Schleicher & Schüll 598 g), das mit einer frisch bereiteten gesättigten Lösung von Morin in Methylalkohol imprägniert und getrocknet wurde, wird ein Tropfen der neutralen oder schwach salzsauren Lösung aufgebracht und getrocknet. Nach Betupfen mit doppeltnormaler

---

[1] Ausführung: Je 1 Tropfen der zu prüfenden Lösung und ein Tropfen destilliertes Wasser werden auf der Tüpfelplatte mit zwei Tropfen alkoholischer Chinalizarinlösung versetzt; lag eine saure Lösung vor, so wird sie durch den Farbstoff gelbrot gefärbt. Hierauf wird 2 n Natronlauge tropfenweise bis zum Umschlag in violett und dann ungefähr $1/4$—$1/2$ des nunmehr erreichten Volumens zugefügt. Je nach der vorhandenen Magnesiummenge entsteht eine blaue Fällung bzw. Färbung, während die Blindprobe rein blauviolett bleibt. Die Unterschiede im Farbton verstärken sich bei längerem Stehen, da der Farbstoff in magnesiumfreien Lösungen allmählich zerstört wird. (Oxydation) während die farbige Magnesiumverbindung haltbar ist. Reagenzien: Alkoholische Chinalizarinlösung (10 bis 20%), 2 n Natronlauge.

Salzsäure erscheint dann unter der Analysenquarzlampe ein hellgrün fluorescierender Fleck. Erfassungsgrenze 0,05 γ Al. Grenzkonzentration 1 : 10 000 000."

Da fast alle Magnesiumlegierungen Al enthalten, sollten sie sich im allgemeinen auch durch ihren Al-Gehalt nachweisen lassen. Der Durchschnittsgehalt des menschlichen Körpers an Al beträgt 1 : 500 000. Die Reaktion auf Al ebenso wie die auf Mg muß mit der größten Sorgfalt mit Blindproben aller verwendeten Gefäße, Geräte und Reagenzien durchgeführt werden. Schon unser gewöhnliches Leitungswasser enthält Al in deutlich nachweisbarer Menge. Auffällige Erhöhung des Al-Gehaltes im Glaskörper oder in der vorderen Kammer spräche für Fremdkörperanwesenheit. (Eine Fehlerquelle könnten vorher etwa angewendete Umschläge mit essigsaurer Tonerdelösung sein.)

8. Combergs Röntgenverfahren.

Von den vielen Röntgenlokalisationsverfahren für intraokulare Fremdkörper hat *Combergs* ,,Verfahren zur Röntgenlokalisation am Augapfel"

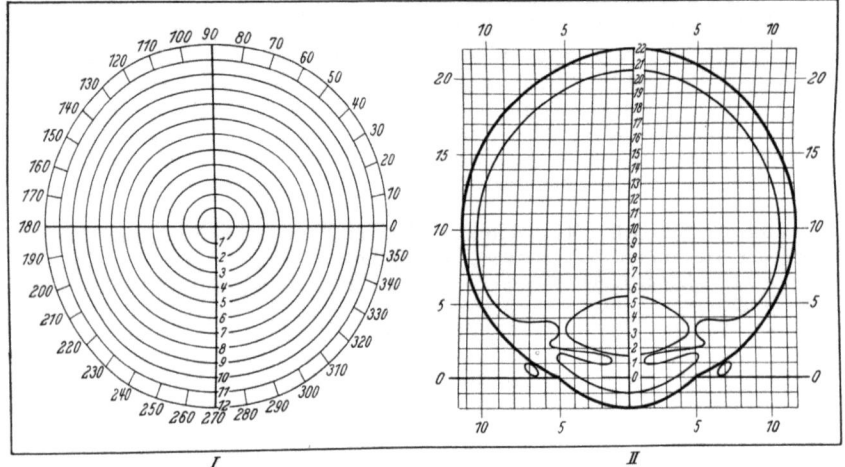

Lage des Fremdkörpers in seinem Frontalschnitt. Lage des Fremdkörpers in seinem Meridionalschnitt.
Abb. 6. Schema für *Combergs* Fremdkörperlokalisation. Maßstab 2:1 (doppelte natürl. Größe.)

als einfachstes und sicherstes Verfahren die weiteste Verbreitung gefunden.

Es wird außer einem gewöhnlichen Röntgenapparat nur eine *Comberg*-Prothese, ein kleines, aus einem Deckglas bestehendes Spiegelchen und eines der bei Sydow, Berlin N 24, Marienstraße 24 erhältlichen Schemata gebraucht, sowie eine leuchtende Fixiermarke. Wenn bei nichtsehendem verletztem Auge das andere, in diesem Fall zur Fixation dienende Auge schielt, ist außerdem noch eine *Maddox*-Skala mit verschieblichem Leuchtpunkt notwendig.

Bei *Combergs* Verfahren wird die durch die Fixation beim Auge gegebene Einstellungsmöglichkeit systematisch ausgenutzt, um dieses bei den Aufnahmen in die zur Festlegung des Fremdkörperortes richtigen Positionen zu bringen.

Zur Bezeichnung der anatomischen Achse und der Limbusebene des Auges auf den Röntgenaufnahmen wird nach Cocainisierung auf das verletzte Auge die *Comberg*-Prothese (das ist ein *Zeiß*-Kontaktglas, in welches an vier in Ebene des Limbus liegenden Stellen in je 90 Grad Abstand eine kleine Bleimarke eingelassen ist) gesetzt. Die Senkrechte auf den Verbindungsgeraden je zweier gegenüberliegender Marken entspricht der anatomischen Achse des Auges, die Verbindungslinien der Punkte liegen in der Limbusebene.

Zur Röntgenlokalisation nach *Comberg* werden zwei Aufnahmen, eine occipitofrontale und eine seitliche, hergestellt. Bei der occipitofrontalen (1.) Aufnahme liegt der Patient mit Kinn und Nase auf der Röntgenplatte. Das verletzte Auge wird mit seiner physiologischen Achse auf den Zentralstrahl der Röntgenröhre dadurch eingestellt, daß es in dem auf der Röntgenkassette senkrecht unter der Antikathode liegenden Spiegelchen das Bild einer Leuchtmarke fixiert, die seitlich derart aufgestellt ist, daß sie in Richtung des Zentralstrahls gesehen wird.

Kann das verletzte Auge nicht fixieren, so wird die Einstellung seiner anatomischen Achse in den Zentralstrahl dadurch erreicht, daß das sehende Auge im Spiegelchen in der eben geschilderten Weise die Leuchtmarke fixiert, wonach die Röhre um den Betrag des Augenabstandes parallel zur Röntgenplatte verschoben wird, so daß der Zentralstrahl dann durch die anatomische Achse des verletzten Auges geht. Wenn das nichtverletzte Auge fixiert, muß ein evtl. vorhandener Schielwinkel berücksichtigt werden: die Leuchtmarke wird auf einer *Maddox*-Skala um den Betrag des vorher bestimmten sekundären Schielwinkels verschoben, so daß beim Fixieren der Lichtmarke durch das sehende Auge die anatomische Achse des verletzten Auges im Zentralstrahl senkrecht auf der Röntgenplatte steht.

Bei der seitlichen (2.) Aufnahme sitzt der Patient. Das geradeaus blickende Auge fixiert eine waagerecht vor ihm befindliche Lichtquelle. Der Zentralstrahl der in Augenhöhe liegenden Röntgenröhre geht von der Seite des nichtverletzten Auges aus durch die Limbusebene des verletzten Auges. Fixiert das nichtverletzte Auge, so kann ein evtl. vorhandener Schielwinkel mit Hilfe einer *Maddox*-Skala berücksichtigt werden. Die Röntgenkassette liegt, mit ihrer Ebene senkrecht zum Zentralstrahl, der Seite des verletzten Auges an.

Ein anschauliches Bild über die Lage des bei den Röntgenaufnahmen gefundenen Fremdkörpers erhält man durch Einzeichnen in ein schematisches frontales Bild des Auges und in ein schematisches Bild des Längenmeridionalschnittes durch Fremdkörper und anatomische Augenachse, wobei als Pol des Auges die Hornhautmitte angesehen werden kann. Beide Bilder sind von Koordinatensystemen durchzogen. Das Ergebnis der 1. (occipitofrontalen) Aufnahme wird in ein Polarkoordinatensystem eingetragen, dessen Pol in der anatomischen Achse des Auges liegt, und dessen Längengrade den Tabograden entsprechen. Der Nullmeridian geht parallel der Verbindungslinie beider Suturae zygomaticofrontales, die bei der Ausmessung des Ergebnisses auf der Röntgenplatte mit Bleistift aufgezeichnet wird. Eine zweite Gerade wird auf der Röntgenplatte durch den ebenfalls aufgezeichneten Schnittpunkt der Verbindungsgeraden zweier gegenüberliegender Bleimarkenschatten und durch den Fremdkörperschatten gezeichnet. Sie bildet mit der ersten Geraden den Winkel für die Taboachse des Fremdkörpers in dem schematischen Bild. Die Entfernung von Fremdkörperschatten und Kreuzungspunkt der Verbindungsgeraden der Bleimarken wird in Millimetern gemessen und (wegen der Vergrößerung durch das Röntgenbild um etwa $1/10$ vermindert) in Breitenmeridianeinheiten auf dem frontalen Schema gemerkt. Der Fremdkörperort ist dann durch den Schnittpunkt der Taboachse mit diesem Meridian bestimmt.

Das Ergebnis der 2. (seitlichen) Aufnahme wird in das schematische Bild des Längenmeridionalschnittes durch das Auge im Meridionalschnitt des Fremdkörpers eingetragen. Die senkrechte Nullinie eines einfachen Koordinatensystems geht auf dem Bild durch die Limbusebene. Man mißt auf der Röntgenplatte die

Entfernung des Fremdkörperschattens von der durch den Limbus (bezeichnet durch die Bleimarkenschatten) mit Bleistift gezeichneten Geraden in Millimetern und trägt sie (wegen der Vergrößerung durch die Röntgenaufnahmen etwa um $1/20$ reduziert) in Einheiten auf derjenigen waagerechten Koordinaten auf, die in dem ersten schematischen Bild als Polarkoordinate (Breitenmeridian) den Abstand des Fremdkörpers von der anatomischen Achse des Auges angibt. Dadurch ist die Lage des Fremdkörpers in seinem Meridionalschnitt bezeichnet.

(In *Combergs* Originalveröffentlichung erscheint der Fremdkörper im Schema für die erste Aufnahme seitenverkehrt von dem 270 Gradmeridian gedruckt.)

Eine belanglose Ungenauigkeit liegt in folgendem Umstand: Der Schnittpunkt der Bleimarken der Prothese liegt in der anatomischen Achse des Auges, fixiert jedoch das verletzte Auge in Richtung des Zentralstrahles, so geht dieser durch die physiologische Achse.

9. Fremdkörperlokalisation bei Rückenlage des Patienten. Ergänzung zum Combergschen Verfahren.

Bei der Lokalisation von Fremdkörpern, die beweglich im Glaskörper liegen und zur Fremdkörperlokalisation bei — etwa wegen anderweitiger Verletzungen — schlecht beweglichen Patienten erscheint mir die nachstehend beschriebene unbedeutende Änderung wünschenswert.

Da nach *Comberg* der Patient bei der ersten Aufnahme mit Kinn und Nase auf der Röntgenkassette liegt, bei der zweiten Aufnahme sitzt oder (wie zwar von *Comberg* nicht beschrieben ist, aber häufig ausgeführt wird) auf der Seite des verletzten Auges liegt, besteht die Möglichkeit, daß bewegliche Fremdkörper bei der ersten Aufnahme nach vorne, bei der zweiten Aufnahme nach unten oder seitlich im Bulbus sinken. Der nach dem *Comberg*schen Verfahren berechnete Fremdkörperort wäre dann nicht mehr zutreffend, wenn der Patient bei der Operation zur Entfernung des Fremdkörpers auf dem Rücken liegt. Zum Ausschluß der Fehlerquelle schlage ich folgendes Verfahren vor: Der Patient liege bei den Röntgenaufnahmen in der gleichen Stellung auf demselben Tisch wie bei der evtl. folgenden Operation, also in Rückenlage. Der Kopf des Patienten wird auf röntgenstrahlendurchlässigen Bändern derart gelagert, daß Kinn und Nase der in einem Traggestell befindlichen Röntgenkassette anliegen, an deren Unterseite sich der beim *Comberg*-Verfahren gebrauchte röntgenstrahlendurchlässige Spiegel befindet. 60 cm unterhalb der Kassette befindet sich die Röntgenröhre. Sie ist parallel zur Kassette beweglich. Die Röntgenstrahlen gehen also von unten nach oben. Eine seitlich aufgestellte Lichtquelle wird wie beim *Comberg*schen Verfahren so eingerichtet, daß das sie im röntgenstrahlendurchlässigen Spiegel fixierende Auge mit seiner physiologischen Achse im Zentralstrahl der Röntgenröhre liegt. Bei dieser Stellung erfolgt die erste Aufnahme. Falls das verletzte Auge nicht fixieren kann, fixiert das unverletzte. Wie beim *Comberg*schen Verfahren erfolgt dann die Berücksichtigung eines etwaigen Schielwinkels und Verschiebung der Röhre um den Augenabstand. Die zweite Aufnahme erfolgt bei der gleichen Lage des Patienten. Die Kassette wird jetzt auf der Seite des verletzten Auges befestigt, der Zentralstrahl geht senkrecht zur Kassette

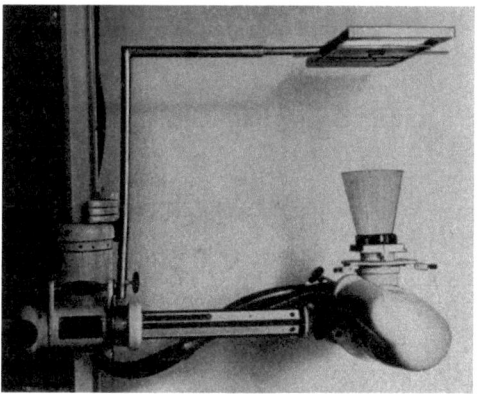

I. Röhre und Kassettenträger.

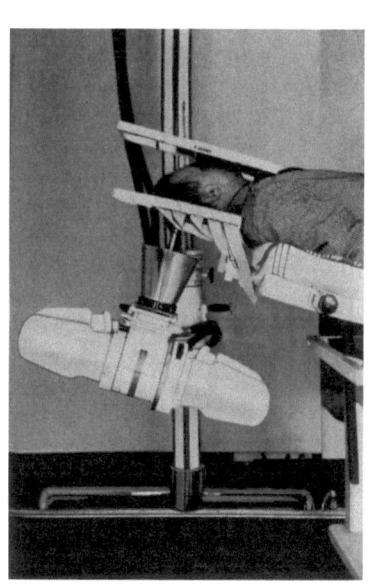
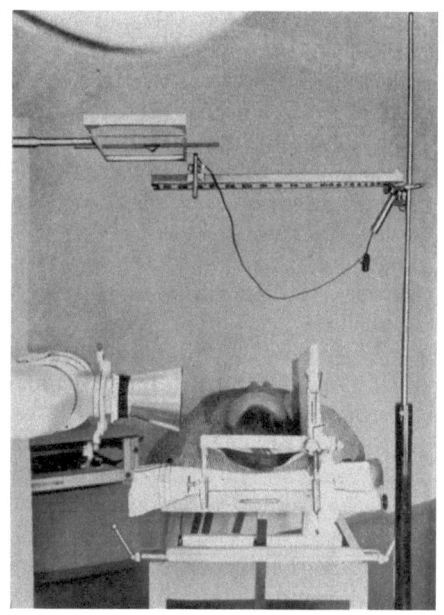

II. 1. Aufnahme.   III. 2. Aufnahme.
Abb. 6a. I—III. *Comberg*-Lokalisation bei Rückenlage des Patienten.

durch die Limbusebene. Das verletzte Auge fixiert einen senkrecht über ihm liegenden Punkt, die *Maddox*-Skala zum Berücksichtigen eines etwaigen Schielwinkels bei nichtsehendem verletztem Auge befindet sich über dem liegenden Patienten. Die Berechnung des Fremdkörperortes erfolgt nach der *Comberg*schen Methode, die Eintragung in die *Comberg*schen Schemata. Selbstverständlich lassen sich auch nicht im Bulbus bewegliche Fremdkörper bei Rückenlage lokalisieren, es brauchen also nicht mehrere Stellungen geübt zu werden. Neugebrauchte Gegenstände sind Kopfhalter und Kassettenträger. Die Methode hat einen weiteren Vorteil: Auf dem verletzten Auge haftet die *Comberg*-Prothese trotz regelrechter Anwendung nicht immer genügend fest, sondern zeigt die Neigung, herabzusinken und sich zu kanten. Bei Rückenlage des Patienten liegt die Prothese gleichmäßig auf, die vier Bleimarken bleiben also in der Limbusebene.

10. Zur Anamnese bei Verletzungen durch röntgenologisch schlecht darstellbare Fremdkörper.

Als durch Röntgenstrahlen schlecht darstellbare Fremdkörper können in erster Linie solche aus Holz, aus den neuen organischen Werkstoffen, außerdem die aus Aluminium- und Magnesiumlegierungen bestehenden vorkommen. Reines Aluminium und Magnesium sind sehr schlecht darstellbar. (Aluminium wird bekanntlich wegen seiner geringen Absorption der für die medizinische Diagnostik wichtigen Röntgenstrahlen für Röntgenkassetten verwendet.) Aluminium und Magnesium werden mit anderen Metallen legiert, da hierdurch die Metalle in ihren physikalischen und chemischen Eigenschaften für die verschiedenen Verwendungszwecke geeigneter werden. (So macht z. B. ein Zusatz von Magnesium Aluminium seewasserbeständiger, Zink- und Kupferzusatz verbessert Festigkeit und Gießbarkeit.) Legierungen, die zur Erzielung besonderer Eigenschaften größere Mengen von Metallen höheren Atomgewichtes enthalten (z. B. Zink oder Kupfer) sind röntgendarstellbar.

Wegen der Unzahl der Fabriknamen der Legierungen kann man sich bei der Anamnese kein Bild davon machen, ob ein Fremdkörper röntgendarstellbar ist, wenn der Verletzte einen solchen Fabriknamen mitteilt. Besser wird eine Probe des Metalles zu einer Versuchsaufnahme dienen. Selbstverständlich muß man bei einer solchen Versuchsaufnahme die genügend kleine Probe in der Nähe des Auges befestigen und nicht etwa direkt auf die Platte legen.

Ist die beim deutschen Normenausschuß festgelegte Bezeichnung der Legierung bekannt, so kann an Hand des entsprechenden deutschen Normblattes (erhältlich durch *Beuth*-Verlag Berlin, Dresdenerstraße) die Zusammensetzung des betreffenden Fremdkörpers aufgesucht werden. Die Aluminiumlegierungen sind (teils auch mit ihren Fabriknamen) im Aluminiumtaschenbuch (herausgegeben von der Deutschen Aluminiumzentrale, Berlin SW 50) ausführlich ihrer Zusammensetzung nach beschrieben, die Magnesiumlegierungen in „Werkstoff Magnesium" (VDI-

Verlag, Berlin NW 7). Findet man in solchen Tabellen, daß das fragliche Metall keine bedeutenden Zusätze von Metallen höheren Atomgewichtes enthält, so wird man das negative Ergebnis von Röntgenaufnahmen nicht als beweisend für Fremdkörperlosigkeit eines Auges werten.

11. Aussichten für die Röntgendarstellung wenig schattengebender intraokularer Fremdkörper.

Ein Fremdkörper im Auge ist dann röntgennachweisbar, wenn Unterschiede seiner Strahlenabsorption von der seiner Umgebung verschiedene Schwärzung der photographischen Schicht der Röntgenplatte hervorrufen können. Je kleiner die Absorptionsdifferenz von Fremdkörper und Umgebung, um so schwieriger ist die Darstellung. Die Aufgabe besteht bei der Röntgenaufnahme darin, kleinste Absorptionsunterschiede für den photographischen Prozeß auszunutzen. Bei jeder Aufnahme ist nach Möglichkeit die zur Erreichung optimaler photographisch-chemischer Bedingungen erforderliche Belichtungsstärke und Entwicklungszeit anzustreben. Scharfzeichnende Folien und Streustrahlenblende sind tunlichst zu verwenden. Allgemein ist vom Röntgenapparat einer Augenklinik für den Fremdkörpernachweis folgendes zu fordern: Die Röntgenröhre soll hoch belastbar sein, damit die Belichtungszeit kurz gehalten werden kann. Der Brennfleck der Röhre soll möglichst klein sein. Das ist eine der wichtigsten Voraussetzungen zum Nachweis kleiner Fremdkörper. Drehanodenröhren vereinigen beide Eigenschaften.

Bei den hier zu besprechenden Aufnahmen soll mit weicher Strahlung gearbeitet werden, da hierbei kleine Absorptionsunterschiede am besten ausgewertet werden können. Auch wird damit die Bildverschlechterung, die infolge von Durchstrahlung und Streustrahlung entsteht, herabgesetzt.

Die Erzielung der zur Bildgestaltung — insbesondere bei der Darstellung dicker Körperteile — nötigen Energie bei verhältnismäßig weicher Strahlung ist durch Erhöhung der Stromstärke (von Kathode zu Anode) möglich, jedoch aus technischen Gründen nur bis zu einer gewissen Grenze. So geschieht die Erhöhung der Strahlenenergie gewöhnlich durch Erhöhung der Spannung an der Röntgenröhre. Dabei steigt nicht nur die Energie des weicheren, für die medizinische Untersuchung kontrastgebenden Strahlenanteiles des kontinuierlichen Spektrums der Röntgenröhren an, sondern in oft unerwünschtem Maße auch die Energie der härteren, weniger kontrastbildenden Strahlen. Möglicherweise kann durch selektive Wegfilterung des härtesten Strahlenanteiles vom Spektrum einer diagnostischen Röntgenstrahlung, deren Energie durch hohe Spannung bewirkt ist, die Bildgestaltung auch für augenärztliche Zwecke verbessert werden. In der Universitätsaugenklinik Halle durchgeführte Versuche mit selektiv absorbierenden Filtern gaben ermunternde Ergebnisse.

12. Das entoptische Röntgenverfahren von Pirie. (Sehen im Röntgenlicht bei geschlossenen Augen).

Entoptischer Fremdkörpernachweis. Ein interessantes Verfahren zur Fremdkörperlokalisation, das auch für wenig schattengebende Fremdkörper geeignet ist, hat *A. Howard Pirie* beschrieben. Wenn man einer Versuchsperson kleine Metallbuchstaben vor die Lider des geschlossenen Auges setzt, und von vorn aus 1 m Abstand mit doppelter Durchleuchtungsstärke eines Röntgenapparates strahlt, so werden die Schatten der Buchstaben auf die Netzhaut projiziert. Da das Auge Röntgenstrahlen als Licht sieht, und die Strahlen im Linsensystem nicht gebrochen werden, werden die Schatten der Buchstaben als große, verkehrt stehende, dunkle Buchstaben vom Patienten gesehen. Intraokulare Fremdkörper sollen so gesehen werden können [1].

Wahrscheinlich wären schlecht darstellbare Fremdkörper noch besser festzustellen als auf einer Röntgenplatte, denn sie würden ja in starker Vergrößerung

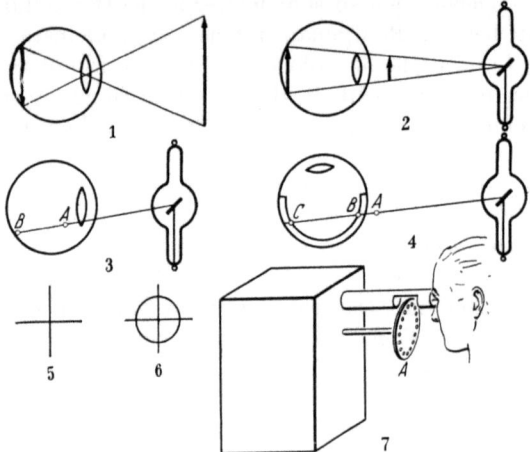

Abb. 7. *Piries* entoptisches Verfahren.

vom Patienten bemerkt. Sind Fremdkörper auf diese Weise dem Patienten deutlich sichtbar zu machen, so sollte sich (bei genügender Intelligenz des Patienten) eine Ortsbestimmung in folgender Weise durchführen lassen: Das Patientenauge wird in den Mittelpunkt eines röntgenstrahlendurchlässigen Perimeters gebracht. Der Patient fixiert nach Richtung des Zentralstrahles. Auf dem Perimeter bezeichnet er die Stelle, wo er den Fremdkörperschatten sieht. Dadurch ist eine Ortsbestimmung des Fremdkörperschattens auf der Retina in Bogen- und Tabograden durchgeführt. Zur eindeutigen Festlegung des Fremdkörperortes muß noch seine Tiefe bestimmt werden. Der Patient fixiert wieder den Nullpunkt eines Perimeters. Aus 1 m Entfernung strahlt die Röntgenröhre von der Seite des verletzten Auges aus, senkrecht zu der ersten Strahlungsrichtung, der Zentralstrahl geht mitten durch den Bulbus. Der Bodengrad, auf dem der Fremdkörperschatten jetzt liegt, wird in ein Augenschema (z. B. ein *Comberg*-Schema) mit Bogengraden eingezeichnet. Der Schnittpunkt des Winkels mit der Retina gibt die Tiefe des Fremdkörpers an. (Der Fremdkörper muß also in einer der Limbusebene parallelen Ebene liegen.) Damit ist sein Ort eindeutig bestimmt. Bei der Eintragung des Bogengradwinkels liegt deren Spitze am hinteren Linsenpol des Fremdkörperschemas. Würde ein

---

[1] Mir *(Leydhecker)* gelang es bei der Nahprüfung nicht, vor den Lidern liegende Metallstückchen durch *Piries* Verfahren zu sehen.

Fremdkörperschatten bei irgendeiner Durchleuchtungsrichtung zweimal auf die Netzhaut projiziert, so läge der Fremdkörper außerhalb des von der Netzhaut umschlossenen Raumes [1]. Würde er nur bei der Durchleuchtung von vorn, nicht bei der von seitlich gesehen, so läge er vor dem von der Netzhaut umschlossenen Raume. Ein kleiner vor der Papille liegender Fremdkörper könnte nur bei seitlicher Beleuchtung gesehen werden.

Netzhautverletzungen müßten, wie an der Stelle der Verletzung liegende Fremdkörper, als Schatten gesehen werden können, nur lägen diese Schatten — im Gegensatz zu den Fremdkörperschatten — bei allen Beleuchtungsrichtungen an der gleichen Stelle. *Pirie* wollte die entoptische Röntgenlokalisation durch eine Glasprothese mit Quadranten- oder Oktanteneinteilung aus Blei vor dem Patientenauge verbessern.

13. Allgemeines zur Fremdkörperoperation.

Die Operationen zur Entfernung nichtmagnetischer Fremdkörper sollen in jeder Einzelheit durchdacht sein, bevor der Patient auf den Tisch kommt. Unbedingt sollen bisher nichtgeübte Verfahren am Schweineauge versucht werden. Akinesie und retrobulbäre Injektion sind regelmäßig anzuwenden. Ob Narkose notwendig ist, ist nur im Einzelfalle zu entscheiden. Ist sie notwendig, dann ist intravenöse Narkose wärmstens zu empfehlen. Es ist daran zu denken, daß auch intravenöse Narkose keine sichere Gewähr für das Ruhigliegen des Patienten gibt und deshalb für genügend Assistenz zum Halten zu sorgen. Coramin soll in 5,5 ccm, Cardiazol in 3,0 ccm-Ampullen bereitliegen (mit den entsprechenden Spritzen!).

Über die Schnittführung am Patientenauge lassen sich keine Regeln aufstellen. Oft schreibt der Fremdkörper den Weg vor. Ist er durch die Sklera eingedrungen und die Wunde wegen der Art des Fremdkörpers vermutlich aseptisch, so wird man die Extraktion durch die — wenn nötig erweiterte — Eintrittsöffnung versuchen und nicht etwa durch einen neuen Schnitt das Auge verletzen. Selten ist die Einschlagsöffnung erheblich größer als der kleinste Durchmesser des Fremdkörpers, daher ist sie fast immer zu erweitern, weil bei der Extraktion Fremdkörper und Pinzette die Öffnung passieren müssen. Linsentrübung oder Linsenlosigkeit raten zum „vorderen", die Netzhaut schonenden Weg, um so mehr, wenn eine etwaige Sklerawunde schon verheilt ist oder aus anderen Gründen nicht gerne berührt wird.

Wenn man den Fremdkörper nicht nach einer der alten Methoden — entweder unter der Leitung des Augenspiegels oder nach genauer Lokalisation, durch Diaskleral- oder Limbusschnitt — entfernen will, stehen drei Verfahren zur Verfügung.

14. Die Telephonpinzette von Wewe.

Man kann den Fremdkörper nach Lokalisation durch die Einschlagswunde oder durch eine Schnittwunde mit der (1916) von *Wewe*

---

[1] Vgl. Abb. 7, die der Veröffentlichung von *Pirie* entnommen ist.

beschriebenen Telephonpinzette zu extrahieren versuchen. Zweckmäßig werden die Drähte der Pinzette mit den Tonabnehmerbuchsen (Pic up) eines eingeschalteten Radioapparates verbunden. Die Pinzette arbeitet wie die oben beschriebene elektrische Sonde. Beim Einführen in das Auge ertönt aus dem Lautsprecher ein leises, bei der Berührung der Pinzette mit dem Fremdkörper ein lautes Knacken. Hat die Pinzette den Fremdkörper gefaßt, so schweigt der Lautsprecher, da kein Stromstoß an der Pinzette erfolgt. Das Instrument wird heute noch von *Frohnhäuser*, München 15, Sonnenstraße 15, hergestellt. Man tastet mit der Telephonpinzette im Dunkeln, merkt aber immerhin deutlich, wenn man den Fremdkörper berührt. Oxydschichten auf dem Metall können das Entstehen der Geräusche stören. Als Lidsperrer sind solche aus Hartgummi zu verwenden, wie *Tertsch* sie für Operationen vor dem Röntgenschirm beschrieben hat.

Das Verfahren erscheint mir nicht aussichtsreich. Ich versuchte in einem Falle einen Kupfersplitter aus dem Glaskörper einer Patientin zu entfernen. Ich hörte (in diesem Falle im Kopfhörer) deutlich das Knacken beim Berühren der Pinzette mit dem Fremdkörper. Es gelang mir nicht, ihn zu entfernen. Das gelang erst vor dem Röntgenschirm.

15. Die Entfernung von Fremdkörpern während der Beobachtung durch Röntgenschirme.

Die Möglichkeit, Fremdkörper aus dem Augeninnern während der Beobachtung mittels eines Röntgenschirmes zu entfernen, ist überall gegeben, wo ein beliebiger Röntgenapparat vorhanden ist. Es genügt eine Leistung von 60 Kilovolt und 4 Milliamperen. Besser ist, wenn notfalls 70—85 Kilovolt und bis zu 8 Milliampere angewendet werden können. (Die Kürze der Bestrahlungszeit und das kleine Feld schließen Schädigungen praktisch aus.) Bei der Operation liegt der Patient auf einer Bahre und wird vor den Röntgenapparat gefahren oder er liegt auf dem festen Operationstisch, wenn eine fahrbare Röntgenapparatur vorhanden ist. Durchleuchtet wird von der Seite des unverletzten Auges aus. Ein etwa vorhandener sonst bei Augentherapiebestrahlung verwendeter Bleiglastubus kann bei der Durchleuchtung vorteilhaft verwendet werden und verhindert unerwünschte Bestrahlung anderer Stellen. Der Tubus ist selbstverständlich nicht notwendig, ebensogut kann bei Verwendung eines beliebigen anderen Tubus Bleiblech zum Abdecken derjenigen Hautbezirke verwendet werden, die nicht durchstrahlt werden müssen. Man wird auch versuchen, eine Bestrahlung des unverletzten Patientenauges zu vermeiden und etwas schräg von oben bei Rückenlage des Patienten durchleuchten. Auf der Seite des verletzten Auges wird ein kleiner Durchleuchtungsschirm (etwa 9 × 12 cm) befestigt. (Ein Bürettenhalter und ein Stativ können dazu dienen, notfalls kann ein Assistent den kleinen Röntgenschirm festhalten.) Die Röntgenschirme können durch jede Röntgenfirma angefertigt

Zur Entfernung nichtmagnetischer Fremdkörper aus dem Augeninnern. 683

werden, können aber auch in einfachster Weise vom Benutzer selbst hergestellt werden:

Bei einem Kopierrahmen für Photographie werden Messingteile und Rückwand entfernt. Zwischen zwei abgewaschenen Trockenplatten wird ein passend zugeschnittenes Stück einer Durchleuchtungsfolie im Rahmen befestigt. Abb. 8 zeigt links einen Halter für den Röntgenschirm, der durch Kugelgelenk nach allen Richtungen beweglich ist (1), in der Mitte einen Lidsperrer aus einer Magnesiumlegierung, der im Röntgenbild praktisch keinen Schatten gibt (2), rechts einen in der eben geschilderten Weise in der Universitätsaugenklinik Halle hergestellten Röntgenschirm (3).

Vor der Operation wird in einer Probedurchleuchtung die richtige Einstellung von Röntgenröhre und Leuchtschirm gesucht. Danach wird

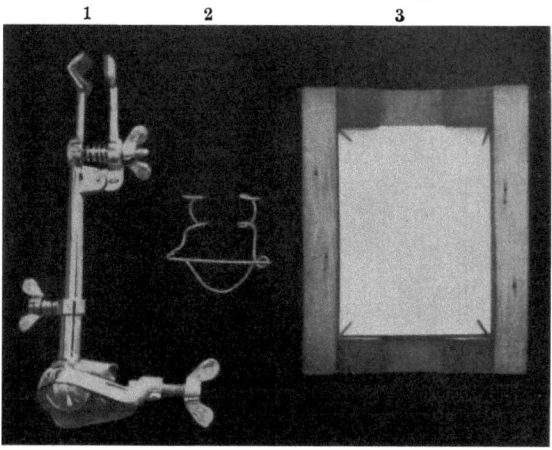

Abb. 8. Zur Operation während der Röntgendurchleuchtung.

der Patient in den Strahlengang gebracht. Bei richtiger Einstellung des Röntgenapparates sieht man im Leuchtschirm den Fremdkörper.

Bei der Operation werden zweckmäßig Lidsperrer benutzt, die im Röntgenbild möglichst wenig Schatten geben. *Tertsch* hat solche von *Wurach* (Berlin) herstellen lassen; solche aus Hartgummi sind den aus Metall bestehenden vorzuziehen, da Metallidhalter bei Operationen mit elektrischem Fremdkörpernachweis störende Geräusche verursachen können. Im erleuchteten Operationsraume führt der Operateur oder ein anderer Arzt den etwa notwendigen bulbuseröffnenden Schnitt aus. Dann nimmt er vor dem Röntgenschirm Platz, so daß er bequem die Operationsstelle sehen und den Röntgenschirm beobachten kann. Ist genügend Assistenz da, so kann der Operateur bei jeder etwa notwendig werdenden Erleuchtung des Operationssaales die Augen schließen und so dunkel adaptiert bleiben. Im übrigen ist das Bild genügend hell (wenn nicht allzu kleine Fremdkörper gesehen werden sollen), sodaß schwache Beleuchtung des Raumes wenig stört.

45*

Die helle Beleuchtung des Operationssaales wird jetzt ausgeschaltet, die Röntgenröhre eingeschaltet. Unmittelbar vorher hat der Operateur oder der Assistent die Spitze der Fremdkörperpinzette in die Bulbuswunde eingeführt. Der Operateur sieht jetzt Fremdkörper und Pinzette im Röntgenschirm, kann mit ihr auf den Fremdkörper zugehen, ihn fassen und extrahieren. Es folgt die übliche Wundversorgung bei hellem Licht.

Ein Schattenbild kann das räumliche Sehen nicht ersetzen, und es besteht die Möglichkeit, daß der Operateur mit vor oder hinter dem Fremdkörper liegender Pinzette diesen vergeblich zu fassen versucht.

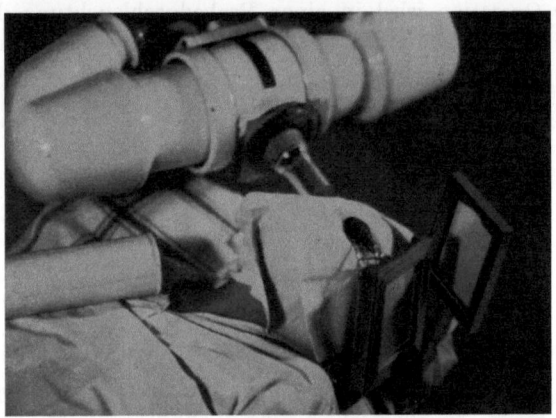

Abb. 9. Eine Operation mit Röntgendurchleuchtung von zwei Seiten.

Gleichzeitige Durchleuchtung in etwa senkrecht aufeinander stehenden Richtungen kann das räumliche Sehen einigermaßen ersetzen. *(George H. Cross.)* Bei diesem Verfahren benötigt man zu der eben beschriebenen Anordnung einen zweiten Röntgenapparat und einen zweiten Röntgenschirm. Letzterer wird der Abb. 9 entsprechend etwa senkrecht stehend über dem Kopf des Patienten derart befestigt, daß er mit dem ersten Schirm einen Winkel von ungefähr 90° bildet. Die Strahlen der zweiten Röntgenröhre treten durch die Regio submentalis und hyoidea in den Kopf des Patienten ein, gehen durch die Mundhöhle nach der Orbita des verletzten Auges und werfen das Schattenbild des Fremdkörpers auf den oberhalb der Orbita befindlichen Schirm. Zunächst übt man eine Probeeinstellung mit einer Versuchsperson, vor der Operation wird dann noch eine Probedurchleuchtung des Patienten ausgeführt. Strahlenschutzvorrichtungen werden ähnlich wie bei der erstbeschriebenen seitlichen Durchleuchtungsart angeordnet. Damit in beiden Schirmen gleichhelle Bilder entstehen, muß die Energie des von unten strahlenden Apparates erheblich größer sein als die des seitlich strahlenden Apparates. Obwohl das zweite Röntgenschirmbild das Entfernen des Fremdkörpers sicher erleichtern kann, scheint es nicht einmal immer nötig zu sein.

In dem dritten von *Tertsch* beschriebenen, von *Löhlein* glücklich operierten Fall, einer Extraktion von Kupfer aus dem Glaskörperraum, gelang die Fremdkörperentfernung ohne das zweite Bild, das vermutlich wegen der zu schwachen Leistung des Durchleuchtungsapparates zu dunkel war. Auch bei einer mir von *Löhlein* freundlichst überlassenen Extraktion einer Luftgewehrkugel genügte das seitliche Durchleuchtungsbild. Bei einer in der Universitäts-Augenklinik Halle durchgeführten Operation sah ich deutlich beide Bilder, brauchte aber nur das seitliche.

Um *Haabs* Wunsch nach möglichst kleiner Öffnung im Bulbus zu erfüllen, sollte man als Greifinstrument die Kapselpinzette von *Desmarres* verwenden. Die Ärmchen der Pinzette erscheinen mir etwas dünn. Kleine Faßinstrumente, wie sie in der Ohrenheilkunde verwendet werden,

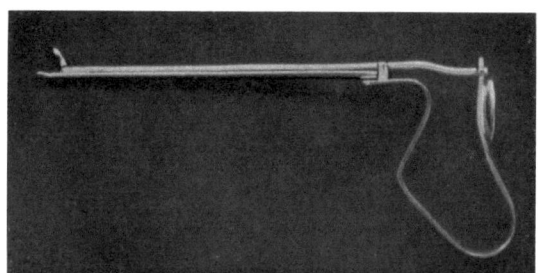

Abb. 10. Kleines ohrenärztliches Greifinstrument.

scheinen mir ebenso geeignet. Die massiveren Greifärmchen sind im Röntgenbild wohl besser sichtbar und die Bedingung der kleinen Bulbusöffnung kann auch erfüllt werden.

Tertsch hat eine Pinzette beschrieben, mit der das Fassen der im Röntgenbild ja nicht sichtbaren Netzhaut verhütet werden soll. Bei dem im übrigen etwa einer Pinzette für intrakapsuläre Starextraktion entsprechenden Instrument ist der Übergang von Außenseite zu ausgehöhlter Innenseite abgerundet.

Das Verfahren der Fremdkörperentfernung mit dem Röntgenschirm hat die Grenzen seiner Leistungsfähigkeit in der des Schirmes.

Tertsch beschreibt, daß selbst kleinste Fremdkörper erkannt werden können. Leider werden deren Maße nicht näher bezeichnet.

Obwohl die Methode nicht ohne Schwierigkeiten ist, bleibt sie doch in gewissen Fällen der beste Weg.

Ein (kystoskopähnliches) Gerät zur Entfernung nichtmagnetischer Fremdkörper.

Zur Entfernung — auch kleiner — nichtmagnetischer Fremdkörper, die im Glaskörper mit dem Augenspiegel zu sehen sind, auch solcher, die durch Röntgenstrahlen schlecht darstellbar sind, habe ich ein besonderes Gerät herstellen lassen[1]. Man kann mit diesem Gerät den Fremdkörper durch eine kystoskopähnliche Optik im Patientenauge sehen und ergreifen. Das Instrument ist eine Verbindung von Pinzette, Seheinrichtung und Beleuchtungseinrichtung.

[1] Hersteller: Georg Wolf, G. m. b. H., Berlin NW. 7, Karlstr. 18—18a.

Die Pinzette ist nach Art der kleinen Kapselpinzette von *Desmarres* gebaut. Zwei federnde Greifarme werden durch ein darübergeschobenes Rohr geschlossen. Die Pinzette wird mit dem Zeigefinger durch einen pistolenabzugartigen Hebel betätigt.

Die Seheinrichtung ist die eines Kystoskops mit Geradeausblick. Sieht man in die Einblicköffnung des Instrumentes, so hat man ein kegelförmiges Gesichtsfeld von etwa 40 Grad. Die Vergrößerung durch die Optik beträgt in etwa 12 mm Abstand Null, in etwa 5 mm Abstand ist sie doppelt linear, in 3 mm Abstand 3fach, in 2 mm Abstand über 4fach linear.

Die Beleuchtung findet durch ein optisches System statt, das entsprechend der Seheinrichtung gebaut ist und dieser parallel liegt. Das Licht der im Griff

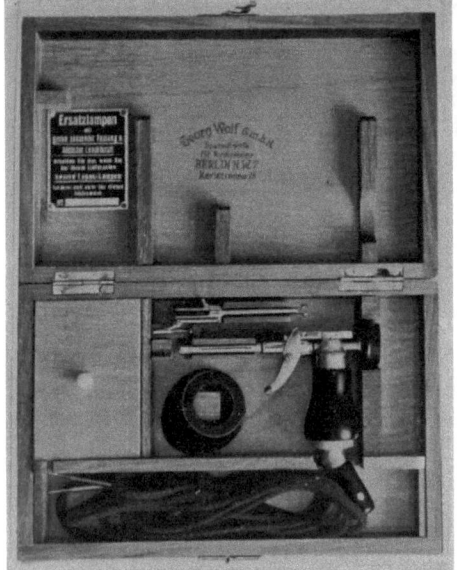
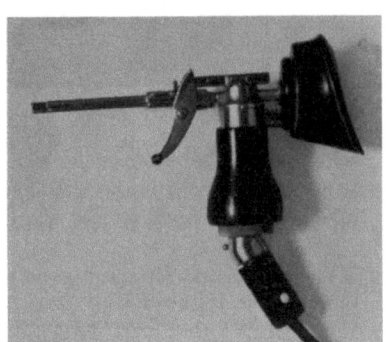

Abb. 11.   Abb. 12.
Abb. 11 und 12. Gerät zur Entfernung nichtmagnetischer Fremdkörper.

des Instrumentes befindlichen Glühbirne wird durch einen Kondensor gesammelt und durch einen kleinen Spiegel in den Strahlengang des optischen Systems gebracht. Vorn am Instrument tritt das Licht als Strahlenkegel von etwa 40 Grad aus. Die Beleuchtungsart wurde gewählt, um das Einführen eines Glühbirnchens und die durch das Birnchen im Auge entstehende Wärme zu vermeiden.

Der Blickfeldkegel aus dem Beobachtungsrohr und der Lichtkegel aus dem Beleuchtungsrohr haben ihre Spitzen in etwa 3 mm Abstand voneinander. Da ein innerhalb des Blickfeldkegels befindlicher Gegenstand (wenn sonst kein Licht zutritt) nur dann gesehen werden kann, wenn er auch innerhalb des Beleuchtungsstrahlenkegels liegt, würde ein dicht vor dem Instrument liegender Fremdkörper nicht gesehen werden können. Er würde, wenn er mehr auf der Seite der Lichtöffnung liegen würde, nur beleuchtet und nicht gesehen; mehr auf der Seite der Beobachtungsöffnung liegend könnte er zwar gesehen werden, er wäre im Augeninnern nicht beleuchtet. Durch ein mit der Basis nach vorne in den Strahlengang eingebrachtes Doppelprisma wird dieser Fehler für die beim Arbeiten mit dem Gerät in Betracht kommenden Entfernungen beseitigt. Blickfeldkegel und Lichtkegel werden beide durch das Prisma nach der Mitte zu abgelenkt. Die Strahlenkegel, deren Spitzen wie vorher etwa 3 mm auseinander liegen, überkreuzen sich bereits dicht vor der Vorderfläche des Prismas und liegen im gemeinsamen Raume bis etwa 10 mm vor dem Prisma. Fast unmittelbar vor dem Prisma ist ein beleuchteter Gegenstand nur in dem der Beleuchtungseinrichtung zuliegenden Teil des Gesichtsfeldes zu sehen; in der Entfernung von 1 mm bis 6 mm vor dem Prisma ist das ganze Gesichtsfeld ausgeleuchtet, von etwa 6—11 mm vor dem Prisma ist wieder nur ein Teil des Gesichtsfeldes beleuchtet.

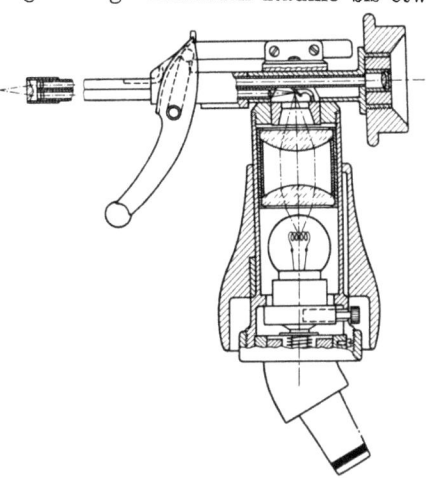

Abb. 13. Schnitt durch das Gerät.

Die Stromzuführungsdrähte für das Glühbirnchen können an einen mitgelieferten Transformator oder an eine Akkumulatorenbatterie angeschlossen werden. Der Akkumulator ist vorzuziehen, wenn das Gerät gleichzeitig als elektrische Sonde gebraucht werden soll. Eine Autobatterie von 6 Volt ist empfehlenswert. Wegen der Gefahr für Patienten und Arzt darf das Gerät niemals über einen Widerstand an ein Gleichstromlichtnetz angeschlossen werden.

Voraussetzung für den erfolgreichen Gebrauch des Gerätes ist, daß man den Ort des Fremdkörpers im Auge ungefähr kennt. Dazu ist bei nicht vollkommen durchsichtigen Glaskörper genaue Ortsbestimmung des Fremdkörpers am besten nach *Comberg*, bei beweglichen Fremdkörpern in der von mir beschriebenen Rückenlage, nötig.

Die Greifeinrichtung des Instrumentes ist für größere Fremdkörper, wie Luftgewehrkugeln und Schrotkugeln, mit rundlichen Löffeln versehen, für kleinste Fremdkörper mit gerieften Griffchen. Die Pinzetten können am Instrument mit Sekundengeschwindigkeit ausgewechselt werden. Um auch bei mäßigen Trübungen des Glaskörpers den Fremdkörper erkennen zu können, muß man mit der Ausblicköffnung des Gerätes ganz nahe an ihn herangehen. Beim Versuch hierzu könnten vorstehende Pinzettenarme den Fremdkörper fortschieben. Dem ist dadurch entgegengewirkt, daß die geöffneten Pinzettenarme in der Ruhestellung bis hinter die Ebene der Prismavorderfläche zurückgezogen sind. Beim Betätigen des pistolenabzugartigen Hebels mit dem Zeigefinger schieben sich zunächst die geöffneten Greifarme nach vorne, dann erfolgt in einer fortlaufenden Bewegung der Schluß. Blutkoagula, die sich vor die Ausblicköffnung legen, verhindern selbstverständlich die Sicht. In durchblutete Augen ist das Gerät deshalb nicht einzuführen. Zur Sterilisation kann der abnehmbare Metallteil gekocht oder trocken sterilisiert werden. Das Optikbeleuchtungsrohr wird mehrere Stunden in eine 2%ige Lösung von Zephirol getaucht, dann vor dem Gebrauch sorgfältig mit Wasser abgespült. Das Rohr darf nicht gekocht und nicht erhitzt, auch nicht mit heißem Wasser abgespült werden. Bei jeder Operation im Glaskörper ist mit Glaskörperverlust zu rechnen. Größere Fremdkörper bewirken meist bei der Verletzung schon einen Glaskörperverlust, so daß der bei der Operation erfolgende nicht mehr ganz der Verdrängung des eingeführten Gerätes entspricht. Diese beträgt etwa 0,35—0,45 ccm.

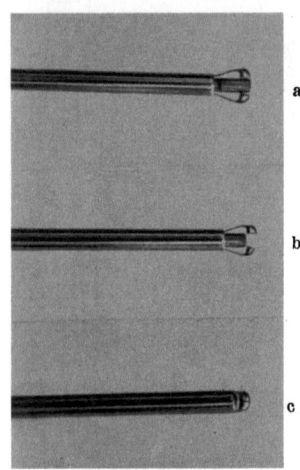

Abb. 14. Pinzettenarme. a zurückgezogen, b vorgestreckt, c geschlossen.

Gebrauch des Gerätes: Wer mit dem Gerät noch nicht einen Patienten operiert hat, soll am Schweineauge die Operation versuchen. Durch die im Kapitel „Allgemeines zur Fremdkörperoperation" beschriebene Bulbusöffnung wird das Gerät mit geschlossenen Greifarmen in Richtung auf den Fremdkörper ins Auge eingeführt. Sodann läßt man durch Nachlassen des Zeigefingerdruckes auf den Pinzettenhebel die Greifarme sich öffnen und zurückziehen. Man bringt sein Auge an die Einblicköffnung des Instrumentes und schiebt das Gerät ruhig und langsam in der Richtung auf den Fremdkörper vor. Sieht man ihn deutlich in kurzem Abstand vor der Vorderfläche des Instrumentes, so schließt man die Pinzette. Dabei kontrolliere man mit dem Auge, ob sich die Arme wirklich um den Fremdkörper schließen. (Etwaiges Fassen der Netzhaut erkennt man deutlich an der zwischen den Pinzettenarmen aufgeworfenen Falte.) Haben sich die Arme um den Fremdkörper völlig geschlossen, so ziehe man das Gerät aus der Wunde heraus. Man prüfe, ob sich der Fremdkörper in den Pinzettenarmen findet. Ein kleiner Fremdkörper wird leicht übersehen, da die Pinzettenarme ihn beim Öffnen häufig mit nach hinten ziehen und zwischen den Optikrohren und einer der Pinzettenhälften eingeschlossen halten. Muß das Gerät mehrmals eingeführt werden, so spüle man es vorher jedesmal mit physiologischer Kochsalzlösung oder *Ringer*-Lösung ab. Nach dem Gebrauch sind die Optikrohre sofort abzuwaschen, die Greifeinrichtung ist sorgfältig durchzuspülen, auszukochen und zu trocknen.

Schlußbetrachtung.

Die Behandlung nichtmagnetischer Fremdkörper im Augeninnern ist immer noch eine der schwersten augenärztlichen Aufgaben.

Es ist wünschenswert, daß Patienten mit nichtmagnetischen Fremdkörpern im Augeninnern an Stellen überwiesen werden, wo alle aussichtsreichen technischen Möglichkeiten zur Lokalisation und Entfernung angewendet werden können.

Bei planmäßig sorgfältigem Vorgehen können die Operationsaussichten der nichtmagnetischen Fremdkörper wahrscheinlich verbessert werden.

Schriftenverzeichnis.

Adolphi, G.: Die Lokalisation intraokularer Fremdkörper nach der Methode Dr. *Vogt* und die Bedeutung der Filmverpackung für dieses Verfahren. Röntgenprax. **2**, 1908, 1099 (1930). Ref. Zbl. Ophthalm. **24**, 832 (1931). — *Agnello, Francesco:* Contributo clinico alla traumatologia oculare. Lett. oftalm. **6**, 63—77 (1929). Ref. Zbl. Ophthalm. **23**, 680 (1930). — *Ahlbom, Hugo:* Ein neues Verfahren zur Lokalisation von Fremdkörpern im Auge. Fernröntgenaufnahmen mit Sichtbarmachung der Hornhaut. Acta ophthalm. (Københ.) **9**, 1—31 (1931). Ref. Zbl. Ophthalm. **25**, 790 (1931). — *Allen, Hugh G.:* Foreign bodies in the eye and their removal. Med. J. Austral. **2**, 110—113 (1924). Ref. Zbl. Ophthalm. **15**, 134 (1926). — *Allport, Frank:* Penetrating injuries to the eye in industrial operations. Illinois med. J. **44**, 283—288 (1923). Ref. Zbl. Ophthalm. **11**, 400 (1924). — *Altschul, Walter:* Lokalisation intraokularer Fremdkörper. Fortschr. Röntgenstr. **29**, 441—464 (1922). — Erfahrungen mit meiner Methode der Lokalisation von Fremdkörpern des Auges. Klin. Mbl. Augenheilk. **82**, 526 (1929). — Klinische Erfahrungen mit meiner Methode der röntgenologischen Lokalisation intraokularer Fremdkörper. Klin. Mbl. Augenheilk. **84**, 838—845 (1930). — *Aluminium-Taschenbuch:* 8. Aufl. Berlin: Verlag Aluminium-Zentrale 1939. — *Amat, Manuel Marin:* Corps étrangers dans le vitré. Dangers de l'extraction par voie antérieure. Annales d'Ocul. **171**, 661—671 (1934). Ref. Zbl. Ophthalm. **32**, 529 (1934). — *Anderson, F. A.:* The localization of intraocular foreign bodies by a modification of *Holzknechts* method. Trans. ophthalm. Soc. U. Kingd. **53**, 492—507 (1933). Ref. Zbl. Ophthalm. **31**, 249 (1934). — *Apin, K.:* Betrachtungen über die Toleranz des Auges gegenüber einigen selteneren Fremdkörpern. Latv. arstu Ž. (lett.) **1929**, Nr 5/6. Ref. Zbl. Ophthalm. **22**, 570 (1930). — *Arcelin, F.:* Localisation des corps étrangers de l'hémisphère postérieur du globe oculaire. Ses difficultés. Bull. Soc. Electroradiol. méd. France **26**, 475—478 (1938). Ref. Zbl. Ophthalm. **42**, 282 (1939). — *Arganaraz, Raul:* Radiographische Lokalisation intraokularer Fremdkörper. Semana méd. **29**, 627—633 (1922). Ref. Zbl. Ophthalm. **9**, 406 (1923). — *Arnold:* Über stereoskopische Lokalisierung intraokularer Fremdkörper nach *Trendelenburg*. Klin. Mbl. Augenheilk. **75**, 241 (1925). — *Asmus:* Lokalisation eines Messingsplitters im Bulbus mit Hilfe des Sideroskops. Klin. Mbl. Augenheilk. **48**, 444 (1910). — *Avizonis:* Zur Frage der Entfernung amagnetischer Fremdkörper aus der Vorderkammer des Auges. Arch. Oftalm. (russ.) **1**, 354—369 (1926). Ref. Zbl. Ophthalm. **18**, 829 (1927). —

Bär, Carl: Zur Kupfertrübung der Linse. Klin. Mbl. Augenheilk. **70**, 174—176 (1923). — *Barberis, Juan Carlos:* Seltene Lokalisation eines Fremdkörpers im Auge. Krankenvorstellung. Operation. Bol. Soc. Cir. Rosario **5**, 235—240 (1938). Ref. Zbl. Ophthalm. **42**, 283 (1939). — *Barrat, P.:* Repérage de corps étrangers intra-oculaires opaques aux rayons X au moyen du lipoidol. Arch. d'Ophtalm., N.s. **1**, 605—608 (1937). Ref. Zbl. Ophthalm. **39**, 650 (1937). — *Belfort-Mattos, W.:* Intraokulare Fremdkörper. Rev. Ophthalm. Sao Paulo **1**, 223—227 (1932). Ref. Zbl. Ophthalm. **28**, 77 (1933). — *Belthle, Liddy:* Über intraokulare Kupfersplitter. Zusammenstellung der in den Jahren 1933—1937 an der Tübinger Augenklinik beobachteten Fälle. Diss. Tübingen 1938. — *Berdjajeff, A.:* Eine einfache Methode zur Lagebestimmung von Fremdkörpern. (Beschreibung eines Instrumentes, welches die Lage des Fremdkörpers zum Ausgangspunkte der Operation anzeigt. Arch. klin. Chir. **119**, 398—402 (1922). — *Berg, Hans Heinrich:* Sehen mit geschlossenen Augen im Röntgenlicht. Fortschr. Röntgenstr. 48, Kongr.-H., 39—40 (1933). Ref. Zbl. Ophthalm. **31**, 135 (1934). — *Berlin, R.:* Über den Gang der in den Glaskörperraum eingedrungenen fremden Körper. Graefes Arch. **13**, 275 (1867). — *Bernard, Paul:* Radiographie à pénétration variable dans l'examen radiologique de la face. Méthode biqualitative. Bull. Soc. Radiol. méd. France **21**, 568, 569 (1933). Ref. Zbl. Ophthalm **30**, 486 (1934). — *Bernasconi Cramer, E.*u. *José A. Sena:* Nichtmagnetischer Fremdkörper im Inneren des Auges. Rev. Especial. méd. **4**, 266—272 (1929). Ref. Zbl. Ophthalm. **22**, 432 (1930). — Nichtmagnetischer endookularer Fremdkörper. Arch. Oftalm. Buenos Aires **4**, 441—446 (1929). Ref. Zbl. Ophthalm. **22**, 243 (1930). — *Bertein, P.:* Importance et difficultés du diagnostic de la rétention de corps étrangers du segment posterieur ocu laire. Arch. Méd. mil. **74**, 594—600 (1921). Ref. Zbl. Ophthalm. **8**, 240 (1923). — *Blagovescenskij, M.:* Bleiverletzungen der Augen. Russk. oftalm. Ž. **10**, 522—526 (1929). Ref. Zbl. Ophthalm. **23**, 111 (1930). — *Blake, Eugene M.:* Spontaneous extrusion of intra-ocular foreign bodies. Amer. J. Ophthalm., III. s. **14**, 1009—1013 (1931). Ref. Zbl. Ophthalm. **26**, 603 (1932). — *Blaskovics, L. V.:* u. *A. Kreiker:* Eingriffe am Auge. Stuttgart 1938. — *Böhm, K.:* Über Verletzungen des Auges durch Bleispritzer. Klin. Mbl. Augenheilk. **2**, 82 (1916). — *Bonnet, P.:* De l'importance de l'examen clinique, préalable a l'extraction des corps étrangers intra-oculaires. Bull. Soc. Ophthalm. Paris **1935**, 311—313. Ref. Zbl. Ophthalm. **34**, 587 (1935). — *Borley, W. E.* and *Edward Leef:* Removal of lead shot from the vitreous by use of the biplane fluoroscope. Amer. J. Ophthalm. III. s. **20**, 1232—1237 (1937). Ref. Zbl. Ophthalm. **40**, 584 (1938). — *Bozzoli, Allessandro:* Nuovo metodo di diagnosi per la siderosi oculare. Ann. oftalm. **54**, 1004 bis 1007 (1926). Ref. Zbl. Ophthalm. **17**, 751 (1927). — *Braunschweig:* Fall von Kupferverletzung mit ungewöhnlichem Verlauf. Klin. Mbl. Augenheilk. **72**, 537 (1924). — *Brenske:* Diskussionsbemerkungen zum Vortrag *Hertel* über Fremdkörperverletzungen. Heidelb. Ber. 40. Verslg ophthalm. Ges. 1916, S. 129. — *Bronkhorst, Willem:* Kontrast und Schärfe im Röntgenbilde. Leipzig: Georg Thieme 1927. — *Brons:* Skelettfreie Röntgenaufnahmen des Auges nach *Vogt*. Klin. Mbl. Augenheilk. **98**, 380, 381 (1937). — *Brose, L. D.:* Intraocular foreign body. Arch. of Ophthalm. **51**, 384—388 (1922). Ref. Zbl. Ophthalm. **8**, 417 (1923). — *Brückner:* Erfolgreiche Kupfersplitterextraktionen aus dem Augeninneren. (Berl. ophthalm. Ges. Bericht: Klin. Mbl. Augenheilk. **52**, 720 (1914). — *Bücklers:* Das verbesserte Röntgengerät für die Fremdkörperbestimmung nach *Comberg*. Dtsch. ophthalm. Ges., 51. Tagg Heidelberg **1936**. — Vereinfachte Röntgenapparatur für die Fremdkörperlokalisation nach *Comberg*. — *Bulson, Jr.* and *Albert E.:* Tolerance to foreign bodies within the posterior segment of the eye. Trans. Sect. Ophthalm. amer. med. Assoc. **1926**, 296—316. Ref. Zbl. Ophthalm. **17**, 751 (1927). — *Burlanescu:* Fremdkörper im Bulbus, vier Jahre getragen. Cluj. med. (rum.) **5**, 42, 43 (1924). Ref. Zbl. Ophthalm. **13**, 326 (1925). — *Buschmitsch, D.:* Lokalisation der Veränderungen am Augenhintergrund. Sovet. Vestn. Oftalm. **5**, 185—192 (1934). Ref. Zbl. Ophthalm. **33**, 235 (1935). — *Butler, T. Harrison:* Bone-free radiographs: An advance in the photography of small fragments in the eye. Proc. roy Soc. Med,, Sect of ophthalm. **17**, 6 (1924). Ref. Zbl. Ophthalm. **12**, 270 (1924). — *Cavara, V.:* Note ed osservazioni sugli infortuni oculari in agricoltura. Boll. Ocul. **3**, 631—662 (1924). Ref. Zbl. Ophthalm. **14**, 321 (1925). — *Claiborne, Herbert, J.:* A piece of glass removed from the interior of the eye after thirteen years. Amer. J. Surg. **36**, 228—231 (1922). Ref. Zbl. Ophthalm. **9**, 39 (1923). — *Clausen, W.:* Kupferveränderung (Chalkosis) von Linse und Glaskörper mit sekundärer Kupferschädigung der Netzhaut. Graefes Arch. **111**, 460—466 (1923). — Verkupferung des Auges. Klin. Mbl. Augenheilk. **69**, 847 (1923). — *Clegg, J.: Cray, G. H. Pooley, Charles Goulden, Elmore Brewerton, T. Harrison Butler* and *William Lister:* Discussion on penetrating injuris oft the eye. Proc. roy. Soc. Med., Sect. of Ophthalm. 9. Okt. 1925 **19**, 2—7 (1925). Ref. Zbl. Ophthalm. **16**, 607 (1926). — *Comberg, W.:* Eine neue Röntgenprothese. Z. Augenheilk. **58**, 171—174 (1925). — Hilfsmittel für die Röntgenlokalisation. Zbl. Ophthalm. **15**, 217 (1926). — Ein neues Verfahren zur Röntgenlokalisation am Augapfel. Graefes Arch. **118**, 175—194 (1927). — Ein Verfahren zur Röntgenlokalisation am Augapfel. Zbl. Ophthalm. **17**, 432 (1927). — Ein Hilfsgerät für mein Verfahren der Röntgenlokalisation und einige Bemerkungen über die Technik. Graefes Arch. **124**, 665—667 (1930). — Über die Technik der diaskleralen Magnetoperation. Klin. Mbl. Augenheilk. **84**, 817—821 (1930). — Lokalisation und Unterscheidung von Metallsplittern im menschlichen Körper nach einem neuen Verfahren mit Hilfe eines Verstärkergerätes. Münch. med. Wschr. **1933 II**, 1783. — *Coppez, H.:* Sur la recherche du fer dans l'humeur aqueuse considérée au point pe vue du diagnostic des corps étrangers intra-oculaires. Arch. d'Ophthalm. **43**, 583—590 (1926). — Sur la chalcose oculaire. Arch. d'Ophthalm. **45**, 609—616 (1928). Ref. Zbl. Ophthalm. **21**, 155 (1929). — Deux cas de chalcose oculaire. Bull. Soc. Belge Ophtalm. **1927**, 52—55. Ref. Zbl. Ophthalm. **20**, 410 (1929). — Sur la chalcose oculaire. Bull. Soc. franc. d'Ophtalm. **40** (1927). Ref. Zbl. Ophthalm. **20**, 8 (1929). — *Coppez, Léon:* Quelques cas de corps étrangers intra-oculaires et leur localisation par la radiographie stéréoscopique. Bull. Soc. belge Ophtalm. **1930**, 50—52. Ref. Zbl. Ophthalm. **25**, 223 (1931). — J. belge Radiol. **20**, 101—103 (1931). Ref. Zbl. Ophthalm. **26**, 241 (1932). — *Cords:* Fremdkörperextraktion aus dem Augapfel unter Leitung des Röntgenschirmes. Z. Augenheilk. **37**, H. 1/2 (1917). — *Cottenot, O.:* Nouveau prodéde de localisation des corps étrangers de l'oeil. Bull. Soc. Electroradiol. méd. France **26**, 89—91 (1938). Ref. Zbl. Ophthalm. **41** 84 (1938). — *Cridland, A. Bernard:* The Doyne memorial lecture: Investigations on the „aftermath" of cases of intra-ocular foreign body. Trans. ophthalm. Soc. U. Kingd. **53**, 438—466 (1933). Ref. Zbl. Ophthalm. **31**, 437 (1934). — *Crocco, Arturo:* Endocularer metallischer Fremdkörper, 22 Jahre in der hinteren Wand steckend, mit erhaltener Sehfähigkeit. Arch. Oftalm. Buenos Aires **4**, 555—562 (1929). Ref. Zbl. Ophthalm. **23**, 113 (1930). — *Cross, George H.:* Removal of a number six lead shot from within the eyeball by specially devised forceps with the aid of the double plane fluoroscope. Arch. of Ophthalm. **56**, 564—566 (1927). Ref. Zbl. Ophthalm. **19**, 449 (1928). — Removal of a number six lead shot from within the eyeball by specially devised forceps with the aid of the double plane fluoroscope. Trans. amer. ophthalm. Soc. **25**, 80—88 (1927). Ref. Zbl. Ophthalm. **20**, 410 (1929). Removal of lead shot from the vitreous. Amer J. Ophthalm. **13**, 41—44 (1930). Ref. Zbl. Ophthalm. **23**, 113 (1930). — *Cunningham, J. F.:* A case of intraocular foreign body. Trans. ophthalm. Soc. U. Kingd. **42**, 171—173 (1922). Ref. Zbl. Ophthalm. **9**, 406 (1923). — *Cuperus, N. J.:* Zwei Fälle von Schrotkornverwundung. Nederl. T،jdschr. Geneesk. **69**, 1393—1395 (1925). Ref. Zbl. Ophthalm. **16**, 119 (1926). — *Czukrasz, Ida:* Über die mechanischen Verletzungen des Auges. Klin. Mbl. Augenheilk. **102**, 57—66 (1939). — *Dahl, Otto.:* Magnetische Eigenschaften. In

Werkstoffhandbuch Stahl und Eisen, 2. Aufl. b 1. Düsseldorf: Verlag Stahleisen G.m.b.H. 1937. — *Dahlfeld, C.* u. *N. Pohrt:* Der Nachweis von Fremdkörpern im Auge mit Hilfe der X-Strahlen. Dtsch. med. Wschr. 1897 I, 282, 283. — *Dalsgaard-Nielsen, E.:* Gesichtsfelddefekte bei Netzhautfremdkörpern. Verh. ophthalm. Ges. 1930/31. — Hosp. tid. (dän.) 1934. Ref. Zbl. Ophthalm. 33, 264 (1935). — *Daschewskij, A. I.:* Neue Methode der Lokalisation der Augenhintergrundveränderungen und Peilung ihrer Projektionen auf der Sklera bei Operationen. Vestn. Oftalm. (russ.) 10, 798—819 (1937). Ref. Zbl. Ophthalm. 40, 14 (1938). — *Decker, C.:* Akkommodationskrampf, hervorgerufen durch einen Fremdkörper der seit 6 Jahren im Glaskörper liegt, ohne weitere Reizerscheinungen zu verursachen. Klin. Mbl. 1890, 500. — *Denti, A. V.:* Sulla localizzazione di corpi estranei endobulbari X Opachi. Rass. ital. Ottalm. 6, 124—139 (1937). Ref. Zbl. Ophthalm. 39, 650 (1937). — *Deutsche Normen, DIN-Blätter:* 1713 Aluminiumlegierungen. Berlin 1937. — 1717 Magnesiumlegierungen. Berlin 1938. — 1744 Leichtmetallspritzgußlegierungen. Berlin 1936. Berlin: Beuth-Verlag. — *Dixon, George D.:* Detection and localization of intraocular foreign bodies. Amer. J. Ophthalm. 7, 206—208 (1924). Ref. Zbl. Ophthalm. 13, 475 (1925). — *Dollfus, M. A.,* et *I. Borsotti:* Etude expérimentale de la tolérance des corps étrangers intra-oculaires en aciers inoxydables ou en alliage non magnétique. Arch. d'Ophtalm., N. s. 2, 911—923 (1938). Ref. Zbl. Ophthalm. 42, 415 (1939). — Etude expérimentale de la tolérance de intra-oculaire des aciers et alliages inoxydables industriels. Bull. Soc. Ophtalm. Paris 1938, 188—194. Ref. Zbl. Ophthalm. 42, 136 (1939). — *Donovan, John A.:* Prognosis in eye injuries. J. amer. med. Assoc. 93, 1934—1936 (1929). Ref. Zbl. Ophthalm. 23, 112 (1939). — *Dvozez, M.:* Ein Fall von Chalikosis bulbi. Russk. oftalm. Ž. 4, 602—608 (1925). Ref. Zbl. Ophthalm. 17, 752 (1926). — *Dziegielewski, Konrad:* Über Fremdkörperlokalisation nach der Methode von *Grudzinski.* Ber. dtsch. ophthalm. Ges. Heidelberg, 50. Tagg 1934. — *Eaton, E. M.:* Die genauere Lagebestimmung von Fremdkörpern in bezug auf den Augapfel und seine Teile. Brit. J. Ophthalm., Dez. 1917. Ref. Zbl. Augenheilk. 1918, 58, 59. — *Elschnig, A.:* Scleralfenster zur Freilegung der Uvea. Klin. Mbl. Augenheilk. 81, 654—657 (1928). — *Engelbrecht, Kurt:* Das *Hasselwander*sche Verfahren in seiner Anwendung auf die Röntgen-Lokalisation von Fremdkörpern im Auge. Klin. Mbl. Febr.—März 1917. Ref. Zbl. Augenheilk. 1919, 59. — Zur Entfernung von nichtmagnetischen Fremdkörpern aus dem Innern des Auges. Graefes Arch. 94 (1917). — *Esser, Albert:* Linsentrübung und Regenbogenfarben der Linsenbilder bei Anwesenheit von Kupfer im Auge. Orig. Zbl. Augenheilk. 1918, 135—139. — *Eversheim:* Über ein empfindliches Sideroskop mit störungsfreier Einstellung. Z. Augenheilk. 35, 61 (1916). — Muß der Arzt das Eindringen eines Fremdkörpers ins Augeninnere immer feststellen können? Münch. med. Wschr. 1933 II, 1323—1325. — *Farberov:* Über „knochenfreie" Aufnahmen des vorderen Teiles des Auges. Vestn. Rentgenol. (russ.) 15, 219—255 (1935). Ref. Zbl. Ophthalm. 36, 73 (1936). — Über das Wesen und die Bedeutung der röntgenologischen Untersuchung in der ophthalmologischen Klinik. Vrač. Delo (russ.) 18, 705—708 (1935). Ref. Zbl. Ophthalm. 36, 73 (1936). — *Farberow, B. I.* et *N. J. Medvedec:* Sur la localisation des corps étraners de l'oeil a l'aide de substances contrastantes introduites dans l'espace de Tennon. J. de Radiol. 19, 97—100 (1935). Ref. Zbl. Ophthalm. 34, 78 (1935). — *Federici, E.:* Contributio alla conoscenza delle manifestazioni cliniche ed anatomo-pathologische provocata da corpi estranei endobulbari. Atti Accad. Fisiocritici Siena 3, 1097—1121 (1929). Ref. Zbl. Ophthalm. 22, 570 (1930). — *Feigl, Fritz:* Qualitative Analyse mit Hilfe von Tüpfelreaktionen. Leipzig: Akad. Verlagsges. m.b.H. 1938. — *Fejer, Julius:* The fate of foreign bodies wich remain inside the eye. Amer. J. Ophthalm. III. s. 15, 224—227 (1932). Ref. Zbl. Ophthalm. 27, 424 (1932). — *Feldmann, P.:* Spontanausstoßung von Kupfersplittern aus dem Auge. Russk. oftalm. Ž. 6, 1275—1279 (1927). Ref. Zbl. Ophthalm. 19, 663 (1928). — *Fietta, P.:* Blessures oculaires par éclats de laiton.

Tolérance et chalcose. Annales d'Ocul. **169**, 784—794 (1932). Ref. Zbl. Ophthalm. **29**, 43 (1933). — *Fischer, Fritz:* Klinisch-statistische Mitteilungen über perforierende Augenverletzungen bei Kindern. Diss. Freiburg i. Br. 1938. — *Fleischer:* Über die bisher beobachteten Kriegsverletzungen der Augen. Württ. med. Korresp.bl. **1915**. — Über intraokulare Fremdkörper mit besonderer Berücksichtigung der Kriegserfahrungen. Württ. med. Korresp.bl. **1916**. — Diskussionsbemerkung zum Vortrag *Hertel* über Fremdkörperverletzungen. Heidelb. Ber. 40. Verslg ophthalm. Ges. **1916**, 130. — *Franceschetti, A.:* Nouvelle méthode de localisation par la radiographie de corps étrangers intraoculaires. Bull. Soc. franç. Ophtalm. **37**, 230—249 (1934). Ref. Zbl. Ophthalm. **33**, 236 (1935). — *Franklin, W. S., F. C. Cordes* and *W. D. Horner:* Fluoroscopy for ocular foreign bodies. Americ. J. of Ophthalm. **4**, 123, 124 (1921). Ref. Znbl. Ophthalm. **5**, 451 (1922). — *Frenkel:* Le pronostic et le traitement des blessures oculaires avec pénétration de corps étrangers. Arch. d'Ophtalm. **36**, 193 (1918). — *Fricke, Emil:* Aluminium im Auge. Klin. Mbl. Augenheilk. **74**, 209—213 (1925). — *Friede, Reinhard:* Zur Entfernung nichtmagnetischer Fremdkörper aus dem Glaskörperraume. Klin. Mbl. Augenheilk. **90**, 368—373 (1933). — *Friedmann, A.:* Über die Anwendung von Röntgenstrahlen zur Feststellung von Fremdkörpern im Augeninnern. Klin. Mbl. Augenheilk. **1897**, 340. — *Gallemaerts:* Diagnostic et localisation de corps étranger intraoculaire à l'aide de la lampe de Gullstrand. Annales d'Ocul. **160**, 64—165 (1923). Ref. Zbl. Ophthalm. **10**, 437 (1923). — *Geisler:* Zur röntgenographischen Lagebestimmung intraorbitaler Fremdkörper. Klin. Mbl. Augenheilk. **84**, 87—91 (1930). — *Gilbert:* Über Kriegsverletzungen ddes Sehorgans und augenärztliche Tätigkeit im Feldlazarett. Arch. Augenheilk. **80**, 41 (1915). — *Goalwin, Harry A.:* Some contributions to the art of localie zing ocular foreign bodies. Arch. of Ophthalm. **6**, 221—243 (1931). Ref. Zbl. Ophthalm. **26**, 242 (1932). — *Goldmann, H.:* Zur exakten Lokalisation wandständiger intraokularer Fremdkörper. Schweiz. med. Wschr. **1938** I, 497—498. Ref. Zbl. Ophthalm. **41**, 537 (1938). — *Gonzenbach, v.:* Einfahren eines Zündhütchenstückes ins Auge mit Einkapselung und Erhaltung eines vollen Sehvermögens. Klin. Mbl. Augenheilk. **1892**, 197. — *Grudzinski, Zygmunt:* Über Lokalisationsverfahren intraokulärer Fremdkörper mittels Röntgenstrahlen mit Berücksichtigung eines eigenen Verfahrens. Klin. oczna (poln.) **5**, 1—16 (1929). Ref. Zbl. Ophthalm. **22**, 64 (1930). — Neue vereinfachte graphische Methode zur genauen Röntgenlokalisation metallischer Fremdkörper im Auge. Fortschr. Röntgenstr. **40**, 469—674 (1929). Ref. Zbl. Ophthalm. **23**, 681 (1930). — *Grzedzielski, Jerzy:* Röntgenographische Lokalisation von Fremdkörpern des Auges. Klin. oczna (poln.) **15**, 150—165 (1937) u. dtsch. Zusammenfassung S. 165—167. Ref. Zbl. Ophthalm. **39**, 353 (1937). — *Günther, Joh.:* Über die Schrotverletzungen des Auges vom klinischen und pathologisch-anatomischen Standpunkt aus. Klin. Mbl. Augenheilk. Erg.-H. 47, Festschrift für *Schmidt-Rimpler*, 167 (1909). — *Gunsett* et *Schneider:* Localisation de corps étrangers métalliques intra-oculaerers d'aprés la méthode de *Farberow*. Bull. Soc. Radiol. méd. France **25**, 330—331 (1937). Ref. Zbl. Ophthalm. **39**, 505 (1937). — *Haab:* Die operative Behandlung der Fremdkörperverletzungen des Auges. In Augenärztliche Operationslehre, herausgeg. von *Elschnig*, Handbuch der gesamten Augenheilkunde, 2. u. 3. Aufl. Berlin 1922. — *Haase:* Kurze Mitteilung über eine einfache rechnerische Lagebestimmung von Fremdkörpern im Augapfel (Netzhaut). Klin. Mbl. Augenheilk. **61**, 324 (1918). — *Haemmerli, V.:* Weitere Erfahrungen mit der skelettfreien Röntgenaufnahme des vorderen Bulbusabschnittes. Klin. Mbl. Augenheilk. **76**, 681—690 (1926). — Demonstration von Röntgenbildern. Klin. Mbl. Augenheilk. **89**, 265—266 (1932). — *Halasz, Cornelius:* Über Wanderung und Spontanausstoßung intraokularer Kupfersplitter. Z. Augenheilk. **79**, 33—41 (1932). — *Handmann:* Über Augenverletzungen durch Bleispritzer von abschlagenden Infanteriegeschoßen. Z. Augenheilk. **34**, 81 (1915). — *Hartmann, Edward:* La Radiographie en Ophtalmologie, Atlas clinique. Paris: Masson & Co. 1935. — La radiographe en ophthalmologie. Discussion. Bull. Soc. franç, Ophtalm. **49**, 3—14 (1936). Ref. Zbl. Ophthalm. **39**, 96 (1937). — *Hata, B.:* Über das „Ophthalmometalloskop" *(Hata)*, einen neuen Apparat zur Suche nach Metallsplittern im verletzten Auge. Acta Soc. ophthalm. jap. **37**, 1166—1169 (1933) u. dtsch. Zusammenfassung, S. 92, 93. Ref. Zbl. Ophthalm. **30**, 182 (1934). — *Havel, Jaroslav:* Zwei Glasfremdkörper 10 Jahre intraokulär. Bratislav. lék. Listy **11**, 142—144 (1931) u. dtsch. Zusammenfassung S. 28. Ref. Zbl. Ophthalm. **25**, 614 (1931). — *Heesch, Karl:* Netzhautveränderungen durch Kupfersplitter in der hinteren Kammer. Klin. Mbl. Augenheilk. **75**, 245 (1925). — Über Kupferschädigung der Netzhaut und spontane Ausstoßung des Kupfersplitters. Klin. Mbl. Augenheilk. **78**, 395—399 (1927). — *Heine, L.:* Muß der Arzt das Eindringen eines Fremdkörpers ins Augeninnere immer feststellen können ? Münch. med. Wschr. **1933 II**, 1511, 1512. — *Henrard, Etienne:* Un nouveau cas de corps étranger de l'oeil méconnu. J. belge Radiol. **16**, 198, 199 (1927). Ref. Zbl. Ophthalm. **19**, 268 (1928). — La localisation des corps étrangers de l'oeil. essai de mise au point. J. belge Radiol. **16**, 485—552 (1927). Ref. Zbl. Ophthalm. **20**, 229 (1929). — La technique de la triade stéréoscopique. Le Scalpel **1931 I**, 285—288. Ref. Zbl. Ophthalm. **25**, 375 (1931). — L'incidence Belot pour la recherche des corps étrangers de l'oeil. J. belge Radiol. **26**, 276—278 (1937). Ref. Zbl. Ophthalm. **38** 505 (1937). — L'incidence Belot, avec coques des Wessely, en triade stéréoscopique pour la localisation des corps étrangers de l'oeil. Bull. Soc. Radiol méd. France **25**, 523 (1937). Ref. Zbl. Ophthalm. **40**, 15 (1938). — *Herrenschwand, F. v.:* Perforierende Verletzungen im hinteren Bulbusabschnitt. Orig. Zbl. Augenheilk. **1918**, 161—166. — *Hertel:* Über Verletzungen des Sehorgans im Kriege. Dtsch. med. Wschr. **1914 II**. — Über Fremdkörperverletzungen des Auges im Kriege. Ber. 40. Verslg ophthalm. Ges. Heidelberg **196**. — Fremdkörperverwundungen des Auges. In Handbuch der ärztlichen Erfahrungen im Weltkriege, herausgeg. von *Schjerning*, Bd. 5. — Augenheilkunde, herausgeg. von *Axenfeld*, S. 261—404. — Über Sideroskopie mit Demonstration eines leicht transportablen Apparates. Münch. med. Wschr. **1916 I**, 577. — Sektionsbefunde bei Augenkriegsverletzungen mit Demonstrationen. Arch. Augenheilk. **81**, (Erg.-H.) (1916). — Diskussionsbemerkung zum Vortrag *Holzknecht*. Arch. Augenheilk. **81**, (Erg.-H.) 107 (1916). Kriegsaugenärztl. Tagg Budapest. — Über die Extraktion von Fremdkörpern aus dem Augenhintergrund. Verh. außerordentl. Tagg ophthalm. Ges. Wien, 4., 5. u. 6. Aug. 1921, 246—250 (1922). Ref. Zbl. Ophthalm. **8**, 142 (1923). — Etwas über Fremdkörperverletzungen und sympathische Ophthalmie. Klin. Mbl. Augenheilk. **74**, 225, 226 (1925). — *Hesky, Mario:* Contributo clinico alle alterazioni derivanti all'occhio da scheggie d'alluminio endobulbari. Boll. Ocul. **12**, 832—857 (1933). Ref. Zbl. Ophthalm. **30**, 370 (1934). — *Hesse, Joseph:* Gerichtsärztliche Analyse eines Falles von Schrotschußverletzung. Dtsch. Z. gerichtl. Med. **2**, 433 bis 453 (1923). Ref. Zbl. Ophthalm. **10**, 437 (1923). — *Heuser, Carlos:* Neue Methode der Fremdkörper lokalisation im Auge. Arch. Ophthalm. Buenos Aires **2**, 749 (1927). Ref. Zbl. Ophthalm. **19**, 201 (1928). — *Hildesheimer:* Ein Fall von Verkupferung des Auges. Z. Augenheilk. **64**, 393 (1928). — *Hinger, Alois:* Ein Fall von Scheinkatarakt nach Kupfersplitterverletzung. (Krankenanstalt Rudolfstiftung, Wien). Wien. klin. Wschr. **1922 I**, 474. 475. Ref. Zbl. Ophthalm. **8**, 196 (1923). — *Hippel, v.:* Extraktion von Kupfersplittern aus dem Glaskörper. Klin. Mbl. Augenheilk. **50 II**, 52 (1912). — *Hirose, K.:* Zur röntgenographischen Bestimmung der Lage des Fremdkörpers innerhalb des Auges nach Prof. Dr. *Obnishi*. Acta Soc. ophthalm. jap. **36**, 1271—1278 (1932). Ref. Zbl. Ophthalm. **28**, 464 (1933). — *Hoeve, van der:* Extraktion von Kupfersplittern aus dem Glaskörperraume. Klin. Mbl. Augenheilk. **51**, 643 (1913). — Fremdkörper im Auge. Nederl. Tijdschr. Geneesk. **68**, 1435—1437 (1924). Ref. Zbl. Ophthalm. **14**, 455 (1925). — Entfernung von nicht magnetischen Fremdkörpern aus dem Auge. Z. Augenheilk. **55**, 213—216 (1925). — Zusammenarbeiten von Magnet und Röntgenphotographie zur Diagnose der Anwesenheit von

Stahlsplittern im Auge. Zbl. Ophthalm. **15**, 217 (1926). — *Hoffmann, W.:* Die Röntgendiagnostik und Therapie in der Augenheilkunde. Leipzig: Georg Thieme 1932. — *Holmström, J.:* Kupfersplitter im Glaskörper mit Auswanderung aus dem Bulbus. Verh. ophthalm. Ges. **1927**, 7—8. — Hosp.tid. (dän.) **71**, Nr 10 (1928). Ref. Zbl. Ophthalm. **20**, 410 (1929). — *Idzuha, S.:* Über einen Fall von Netzhautchalcosis durch intraoculare Kupfersplitter. Acta Soc. ophthalm. (jap.) **38**, 2150 bis 2157 (1934) u. dtsch. Zusammenfassung S. 148. Ref. Zbl. Ophthalm. **33**, 380 (1935). — *Jeandelize, H. Algan, Baudet* et *Dejone:* L'intérêt du repérage de Conin dans l'extraktion des corps étrangers intra-oculaires non magnétiques. Bull. Soc. Ophtalm. Paris **1933**, 259—262. Ref. Zbl. Ophthalm. **30**, 706 (1934). — *Jennings:* A piece of steel localized partly in and partly out of the eyeball near the optic nerve, removed by forceps through the orbit. St. Louis med. Soc., 7. Jan. Bericht: Klin. Mbl. Augenheilk. **53**, 276 (1914). — *Jerveym, J. W.:* Magnetic intra-ocular foreign bodies: Localization and removal with giant magnet. South. med. J. **23**, 89—93 (1930). Ref. Zbl. Ophthalm. **23**, 416 (1930). — *Jess, A.:* Die Verkupferung des Auges. (Univ. Augenklinik Gießen.) Dtsch. med. Wschr. **1922 I**, 118—120. — Augenärztliche Kriegserfahrungen. Slg Abh. Augenheilk. **10**, 3 (1918). — Linsentrübungen bei Kupfer- und Messingsplittern im Auge. Klin. Mbl. Augenheilk. **62**, 464 (1919). — Über das Verhalten von Aluminium im Auge. Klin. Mbl. Augenheilk. **72**, 133—136 (1924). — Verkupferung der Zonulafasern und der teilweise abgelösten Zonulalamelle bei luxiertem Kupferstar. Klin. Mbl. Augenheilk. **76**, 465—469 (1926). — *Jung:* Über Fehldiagnosen ocularer Fremdkörper bei Röntgenaufnahmen. Klin. Mbl. Augenheilk. **68**, 385—387 (1922). — *Kadlicky:* Entfernung nichtmagnetischer Fremdkörper aus der Vorderkammer. Čas. lék. česk. **65**, 1439 (1926). Ref. Zbl. Ophthalm. **17**, 752 (1927). — *Kegerreis, Roy:* A method for the localization of foreign bodies in the eye. Radiology **20**, 69—76 (1933). Ref. Zbl. Ophthalm. **29**, 440 (1933). — *Kiehle, Frederick A.:* Thé aftermath of cases of intra-oculaf foreign body. Arch of Ophthalm. **7**, 180—186 (1932). Ref. Zbl. Ophthalm. **27**, 425 (1932). — *Kirchner:* Allgemeine Physik der Röntgenstrahlen. In Handbuch der Experimentalphysik, Bd. 24/I. Leipzig: Akad. Verlagsgesellschaft 1930. — *Kirk, V. E. van:* Industrial ophthalmology. A survey of twentyfive thousand cases. Trans. Sect. Ophthalm. amer. med. Assoc. **73** (Ann. Sess. St. Louis, 22—26. Mai 1922), 88—100 (1922). Ref. Zbl. Ophthalm. **9**, 55 (1923). — *Klauber, E.:* Die Augenverletzungen im Kriege. Klin. Mbl. Augenheilk. **58**, 467 (1917). — Scheintrübung und Farbenschillern der Linse beim Verweilen eines kupferhaltigen Fremdkörpers im Auge. Zbl. Augenheilk. Nov./Dez. **1918**, 166—168. — Beobachtungen über seltenere Folgeerscheinungen von Augenverletzungen. Klin. Mbl. Augenheilk. **60**, 764 (1918). — Bericht über die Augenverletzungen im Kriege aus dem Jahre 1917. Klin. Mbl. Augenheilk. **62**, 246 (1919). — Scheintumoren der Bindehaut mit Fremdkörpereinschluß. Česk. Oftalm. **3**, 312—313 (1937) u. dtsch. Zusammenfassung S. 314. — *Knobloch, Rudolf:* Diagnose und Lokalisation intraokularer Fremdkörper mittels Röntgenstrahlen. Oftalm. Sborn. **5**, 179—185. Ref. Zbl. Ophthalm. **24**, 335 (1931). — *Knüsel, Otto:* Beitrag zur Diagnostik kleinster intraokularer Fremdkörper. Schweiz med. Wschr. **1923 I**, 909, 910. Ref. Zbl. Ophthalm. **11**, 400 (1924). — *Köhler, Erich:* Zur Kenntnis der intraokularen Kupfersplitterverletzungen. Diss. Jena 1935. Ref. Zbl. Ophthalm. **37**, 43 (1937). — *Kowalska, Janina:* Zum Nachweis der Anwesenheit von Eisen im Auge auf dem Wege chemischer Analyse. Klin. oczna (poln.) **5**, 185—188 (1927). Ref. Zbl. Ophthalm. **19**, 850 (1928). — *Kranz:* Beitrag zu den Komplikationen bei intraokularer Verkupferung des Auges. Klin. Mbl. Augenheilk. **75**, 45 (1925). — *Kretschmer:* Beobachtungen von Augenverletzungen im Kriege. Orig. Zbl. Augenheilk. **1918**, 101 bis 103. — *Kroll, A.:* Ist bei Augenverletzungen eine Röntgenaufnahme immer notwendig? Vestn. Oftalm. (russ.) **11**, 707—709 (1937). Ref. Zbl. Ophthalm. **41**, 239 (1938). — *Krusius:* Diskussionsbemerkung zum Vortrag *Hertel* über Fremdkörperverletzungen. Heidelb. Ber. 40. Verslg ophthalm. Ges. **1916**, 132. — *Krylov,*

T. u. *I. Levin:* Verletzungen der Augen. Travmatol. Zborn. Zapadn. Obl. Inst. Smollensk **2**, 55—61 (1935). Ref. Zbl. Ophthalm. **36**, 521 (1936). — Augenverletzungen bei Kindern nach dem Material der Augenklinik des Smolensker medizinischen Institutes über 7 Jahre. Sovet. Vestn. Oftalm. **8**, 152—155 (1936). Ref. Zbl. Ophthalm. **36**, 521 (1936). — *Kühner, Heinz:* Über die Erfahrungen an der hiesigen Klinik mit der Röntgenlokalisation von Fremdkörpern im Auge nach der Methode von *Comberg.* Diss. Tübingen 1937. Ref. Zbl. Ophthalm. **40**, 315 (1938). — *Kümmell, R.:* Über Linsenveränderungen bei Anwesenheit von Kupfer im Auge. Orig. Zbl. Augenheilk. **1918**, 97—100. — *Küntscher:* Apparat zum Aufsuchen metallischer Fremdkörper. Zbl. Chir. **1934**, 2157. — *Larsson, Sven:* Extraktion eines intrabulbären Fremdkörpers mittels einer ungewöhnlichen Methode. Acta ophthalm. (København.) **3**, 316—318 (1926). Ref. Zbl. Ophthalm. **17**, 256 (1927). — *Lasarew, E.:* Zur Frage der Lokalisation und Messung der verschiedentlichen Veränderungen am Augenhintergrund (Retinarupturen, Cysticercen, Geschwülste, Fremdkörper, entzündliche Herde usw.). Sovet. Vestn. Oftalm. **5**, 161—172 (1934). Ref. Zbl. Ophthalm **33**, 235 (1935). — *Lauber:* Über die Extraktion nichtmagnetischer Fremdkörper aus dem Auge nach der Methode von *Sachs.* Sitzgsber. internat. med. Kongr. London, Sekt. Ophthalm., 6.—12. Aug. **1913**. — Ber. Klin. Mbl. Augenheilk. **51**, 415 (1913). — *Leber:* Beobachtungen über die Wirkung ins Auge eingedrungener Metallsplitter. Graefes Arch. **30**, 243 (1884). — Die Entstehung der Entzündung und die Wirkung der entzündungerregenden Schädlichkeiten. Leipzig: Wilh. Engelmann 1891. — *Lederer:* Kupferkatarakt. Dtsch. ophthalm Ges., tschechoslow. Rep., Sitzg 9. Dez. 1923. Ref. Zbl. Ophthalm. **12**, 285 (1924). — *Lederer, Rudolf:* Bronze im Auge. Ein neues Verfahren für die Fremdkörperextraktion aus dem Kammerwinkel. Klin. Mbl. Augenheilk. **71**, 703—706 (1923). — *Leihener, Otto:* Nickelstähle. Werkstoffhandbuch Stahl und Eisen, 2. Aufl., H. 31. Düsseldorf: Stahleisen G.m.b.H 1937. — *Lembeck, Günther:* Praktische Erfahrungen mit der Röntgenlokalisation nach *Comberg.* Klin. Mbl. Augenheilk. **80**, 767—775 (1928). — *Lewitzky, M.:* Einige Bemerkungen über die Methoden der Lokalisation pathologischer Veränderungen im Fundus des Auges und ihre Projektion auf die Außenfläche der Sclera. Z. Augenheilk. **63**, 163—171 (1927). — *Liebermann, L. de:* The radiographic localization of foreign bodies in the eye. Brit. J. Ophthalm. **8**, 109—111 (1924). Ref. Zbl. Ophthalm. **12**, 479 (1924). — Lokalisation von Fremdkörpern im Auge und Orbita bei Kriegsverletzungen und deren Entfernung. Arch. Augenheilk. **81** (Erg.-H.), 101 (1916). — *Lindl:* Röntgenspektroskopie. In Handbuch der Experimentalphysik, Bd. 24/II. Leipzig: Akad. Verlagsgesellschaft 1930. — *Lindner:* Über die Lokalisation von Netzhautstellen mit Hilfe der ophthalmoskopischen Durchleuchtung nebst einem Beitrag zur Lokalisation von intraokularen Fremdkörpern. Ber. dtsch. ophthalm. Ges., 50. Tagg Heidelberg 1934. — *Lloyd, Ralph I.:* Foreign body in eye with negative X-ray report. Amer. J. Ophthalm., III. s. **16**, 237, 238 (1933). — *Loddoni, G.:* La cataratta da rame. Ann. Ottalm. **27**, 28—44 (1929). Ref. Zbl. Ophthalm. **21**, 487 (1929). — *Loewenstein:* Bericht über Augenverletzungen im Gebirgskriege. Heidelb. Ber. 40. Verslg ophthalm. Ges. 1916, S. 313. — *Loginov, G.:* Zur Frage der Lagebestimmung von Fremdkörpern im Auge. Sovet. Vestn. Oftalm. **3**, 223—240 (1933). Ref. Zbl. Ophthalm. **31**, 583 (1934). — *Lo Russo, Donato:* Contributo al comportemento dei tessuti oculari in presenza di corpi estranei. Ann. Ottalm. **52**, 460—466 (1924). Ref. Zbl. Ophthalm. **14**, 319 (1925). — *Luzsa, Endre:* Die Schrotverletzungen des Auges. Orv. Hetil (ung.) **1929 II**, 1269—1271. Ref. Zbl. Ophthalm. **23**, 111 (1930). — *Macky, Stewart:* Two cases showing the use of electrolysis in localization. Proc. roy Soc. Med. **31**, 670 (1938). Ref. Zbl. Ophthalm. **41**, 558 (1938). — *Magitot, A.* et *A. Dubois-Poulsen:* Repérage des corps étrangers intraoculaires par l'éclairage diascléral. Bull. Soc. Ophtalm. Paris **1937**, 621—626. Ref. Zbl. Ophthalm. **40**, 493 (1938). — *Majoli, L.:* Um caso strano di scheggia che esce dopo 9 anni. Lett. oftalm. **1**, 503 (1924). — *Malkin, B.:* Röntgenuntersuchung als obligatorische Kontrolle bei perforierenden Augenverletzungen. Sovet. Vestn. Oftalm. 2, 65—68 (1933). Ref. Zbl. Ophthalm. 29, 573 (1933). — *Mamoli, L.:* Sulla diagnosi chimica di scheggie metallische endoculari. Saggi Oftalm. 4, 371—383 (1929). Ref. Zbl. Ophthalm. 21, 831 (1929). — *Manolescu:* Über die Ursachen der falschen Lokalisation von intraokularen Fremdkörpern durch Röntgenstrahlen. Cluj. med. (rum.) 8, 617 (1927). Ref. Zbl. Ophthalm. 19, 849 (1928). — *Manzutto, Giuseppe:* Un Caso di chalkosis lentis. Atti Congr. Soc. Oftalm. ital. 1936, 101—105. Ref. Zbl. Ophthalm. 37, 439 (1937). — *Marin Amat, Manuel:* Mein Vorgehen bei intraokularen magnetischen Fremdkörpern. Arch. Oftalm. hisp.-amer. 32, 336—338 (1932). Ref. Zbl. Ophthalm. 28, 77 (1933). — *Matsuda, Morikata:* Über eine Erscheinung von Chalcosis bulbi und über die Extraktion eines intraokularen Messingsplitters. Klin. Mbl. Augenheilk. 99, 320—325 (1937). — *Mayer. Ernst G.:* Allgemein röntgenologische Fortschritte und ihre diagnostische und therapeutische Verwertung in der Ophthalmologie. Klin. Mbl. Augenheilk. 74, 612—622 (1925).—*McGrigor, D. B.:* A simple apparatus and method for readily determining the exact location of radiopaque foreign bodies in the eye or orbital region, by radiography. Brit. J. Radiol. 2, 136—148 (1929). Ref. Zbl. Ophthalm. 23, 113 (1930). — *Melanowski, W. H.:* Über den Wert des skeletfreien Verfahrens von *Vogt* zum Nachweis und zur Lokalisation von Fremdkörpern im vorderen Bulbusabschnitt. Klin. oczna (poln.) 7, 16—22 (1929). Ref. Zbl. Ophthalm. 22, 203 (1930). — *Meller:* Augenärztliche Eingriffe, 3. Aufl., Wien: Julius Springer 1931. — *Mertins, Paul S.:* Intraocular foreign body problems. Amer. J. Ophthalm. 10, 414—416 (1927). Ref. Zbl. Ophthalm. 18, 828 (1927). — *Metzger:* Fremdkörperextraktionen nach dem Röntgenbild. Klin. Mbl. Augenheilk. 77, 210, 211 (1926). — *Mielke:* Modellversuch. Klin. Mbl. Augenheilk. 101, 287 (1938). — *Moore, Walter V.:* History methods treatment of intraocular foreign bodies. Amer. J. Ophthalm. 7, 204—206 (1924). Ref. Zbl. Ophthalm. 13, 327 (1925. — *Morelli, Enrico:* Sulle lesioni oculari da pirite (ricerche sperimentali). Boll. Ocul. 4 ,237—246 (1925). Ref. Zbl. Ophthalm. 15, 762 (1926). — *Morrison, Frank A.:* Failure of X-ray to detect foreign bodies in the eye. J. Indiana State med. Assoc. 19, 453, 454 (1926). Ref. Zbl. Ophthalm. 17, 886 (1927). — *Müller, Hans Karl:* Verkupferung beider Augen durch intraokulare Messingsplitter mit teilweiser Rückbildung der chalkotischen Veränderungen. Klin. Mbl. Augenheilk. 86, 453—460 (1931). — Über die Verkupferung des Auges und ihre Behandlung. Schweiz. med. Wschr. 1937 II, 790, 791. Ref. Zbl. Ophthalm. 40, 41 (1938). — *Nardi, Giorgio:* La tolleranza dell'occhio per i corpi estranei endobulbari. Ann. Ottalm. 60, 429—457 (1932). Ref. Zbl. Ophthalm 28, 726 (1933). — *Nègre:* Un éclat de laiton intraoculaire toléré pendant dix-sept ans. Bull. Soc. Ophtalm. Paris 1933, 70—72. Ref. Zbl. Ophthalm. 30, 706 (1934). — *Nida:* Sur un cas de blessure du globe par plomb de chasse. Bull. Soc. belge Ophtalm. 1929, 65—70. Ref. Zbl. Ophthalm. 23, 452 (1930). — *d'Oench:* Bericht über eine Serie von 500 succesiven Enucleationen des Augapfels. Arch. Augenheilk. 1988, 158. — *O'Farrell, Gabriel:* Toleranz für intraokuläre Fremdkörper. Rev. Soc. argent. Oftalm. 1, 188—191 (1925). Ref. Zbl. Ophthalm. 17, 839 (1927). — *Ohly, John H.:* Treatment of intraocular foreign bodies. Amer. J. Ophthalm. 7, 208—216 (1924). Ref. Zbl. Ophthalm. 13, 327 (1925). — *Ohm, J.:* Zum Nachweis von Metallsplittern im Körper mit Hilfe der Elektronenröhre. Z. Augenheilk. 83, 287, 288 (1934). — *Oleynick:* Über die in der Augenstation des Festungs-Hilfslazaretts I, Königsberg i. Pr. beobachteten Augenverletzungen während der ersten sieben Kriegsmonate. Z. Augenheilk. 34, 301 (1915). — *Oloff:* Über perforierende Kupfersplitter- und Bleispritzverletzungen im Auge. Klin. Mbl. Augenheilk. 70, 762 (1923). — Über den weiteren Verlauf perforierender Kupfersplitterverletzungen des Auges. Klin. Mbl. Augenheilk. 76, 881 (1926). — *Oppenheimer, E. H.:* Bemerkungen zur Veröffentlichung von *Dimmers* Kriegsverletzungen und sympathischer Ophthalmie. Klin. Mbl. Augenheilk. April 1917. Ref. Zbl. Augenheilk. 1919, 105, 106. — *O'Reilly, William F.:* The extraktion of nonmagnetic foreign bodies from the anterior chamber of the eye. Boston med. J. 186, 418, 419 (1922). Ref. Zbl. Ophthalm. 7, 488 (1922). —*Ostroumow, W.:* Augenläsionen durch Splitter von Kupferdraht in der elektrotechnischen Industrie. Sovet. Vestn. Oftalm. **7**, 169—174 (1935). Ref. Zbl. Ophthalm. **35**, 463 (1936). — *Papst, F.:* Kunststofftaschenbuch, 4. Aufl. Berlin-Dahlem: Verlag Physik. (F. u. L. Pabst) 1939. — *Paderstein, R.:* Ist das Sideroskop entbehrlich? Z. Augenheilk. **52**, 355 bis 368 (1924). — Schrotkorn im Auge. Z. Augenheilk. **64**, 394 (1928). — *Palich-Szanto, Olga:* Über intraokuläre Fremdkörperverletzungen, mit besonderer Berücksichtigung der Kriegsverwundungen. Klin. Mbl. Augenheilk. Juli-Aug. 1917. — Ref. Zbl. Augenheilk. **1919**, 113, 114. — *Panico, E.:* Pallini da caccia nel bulbo oculare. Boll. Ocul. **7**, 93—103 (1928). Ref. Zbl. Ophthalm. **19**, 849 (1928). — *Patton, J. M.:* Foreign body impacted in the sclera and retina lossened under direct observation with ophthalmoscope and removed. (Dep. of ophthalmol., coll. of med., univ. of Nebrasca, Lincoln) Amer. J. Ophthalm. **4**, 422, 423 (1921). Ref. Zbl. Ophthalm. **6**, 325 (1922). — The localization and extraction of intraocular foreign bodies. J. amer. med. Assoc. **79**, 1030—1036 (1922). Ref. Zbl. Ophthalm. **9**, 40 (1923). — The localization and extraction of intraocular foreign bodies. Sect. Ophthalm. amer. med. Assoc. St. Louis, 22.—26. Mai 1922, p. 237—249. Ref. Zbl. Ophthalm. **8**, 240 (1923). — The localization and extraction of intraocular foreign bodies. Trans. Sect. Ophthalm. Amer. med. Assoc., 73. Ann. Sess., St. Louis, 22. bis 26. Mai 1922, 226—242. Ref. Zbl. Ophthalm. **11**, 118 (1924). — Contact localization of intraocular foreign bodies. Amer. J. Ophthalm. **10**, 96—100 (1927). Ref. Zbl. Ophthalm. **18**, 283 (1927). — *Pecho, Stefan:* Heilerfolge bei intraokularen Fremdkörpern. Ofthalm. Sborn. **4**, 63—66 (1929). Ref. Zbl. Ophthalm. **22**, 570 (1930). — Intraoculäre Fremdkörper und deren therapeutische Resultate. Bratislav. lék. Listy **9**, 1268—1271 (1929). Ref. Zbl. Ophthalm. **23**, 113 (1930). — *Perlmann, Alfred:* Beiderseitiger Linsenverlust und seine Begutachtung. Über Messingsplitter im Auge. Z. Augenheilk. **45**, 126 (1921). — *Pfuhl:* Skeletfreie Röntgenaufnahme des vorderen Bulbusabschnittes zur Bestimmung sehr kleiner intraokularer Fremdkörper. Klin. Mbl. Augenheilk. **70**, 398 (1923). — *Pichler, A.:* Nochmals das Farbenschillern der Linse bei Kupfersplitterverletzung. Orig. Zbl. Augenheilk. **1919**, 161—163. — *Pirie, A. Howard:* An apparatus for reading with closed eyes. Brit. J. Radiol. **7**, 111—116 (1934). Ref. Zbl. Radiol. **18**, 41 (1934). — *Pischel, Kaspar:* Glaukom bei Verkupferung des Auges mit ungewöhnlicher Entfernung des Fremdkörpers. Klin. Mbl. Augenheilk. **74**, 651, 652 (1925). — *Pochisov, N.:* Über Entfernung der Fremdkörper aus dem hinteren Augenabschnitte nach der Methode von *Elschnig*. Russk. oftalm. Z. **13**, 346, 347 (1931). Ref. Zbl. Ophthalm. **26**, 482 (1932). — *Power, H. D'Arcy:* Stereoscopic roentgenographie: The visualization of surfaces for the better localization of underlying foreign bodies. J. amer. med. Assoc. **76**, 645, 646 (1921). Ref. Zbl. Ophthalm. **6**, 153 (1922). — *Praun, E.:* Verletzungen des Auges. Wiesbaden: J. F. Bergmann 1899. — *Purtscher, O.:* Ein interessantes Kennzeichen der Anwesenheit von Kupfer im Glaskörper. Orig. Zbl. Augenheilk. **42**, 33—41 (1918). — *Rapatz, Franz* u. *Karl Daeves:* Die kennzeichnende, Wirkung der Stahl-Legierungselemente. Werkstoffhandbuch Stahl und Eisen 2. Aufl., G. 10. Düsseldorf: Verlag Stahleisen G.m.b.H. 1937. — *Rasquin:* Extraction d'un plomb de chasse situé dans le vitré. Bull. Soc. belge Ophtalm. **1925**, 25—31. Ref. Zbl. Ophthalm. **16**, 832 (1926). — *Redslob, E.:* Pourquoi certains corps étrangers intraoculaires ne sont-ils pas décelables par les méthodes usuelles? Annales d'Ocul. **163**, 755—763 (1926). — Ref. Zbl. Ophthalm. **17**, 839 (1927). — Abolition de l'accomodation par corps étrangers intraoculaire. Bull. Soc. Ophtalm. Paris **1931**, 403—405. Ref. Zbl. Ophthalm. **26**, 741 (1932). — *Regler, Fritz:* Grundzüge der Röntgenphysik. Sonderbände der Strahlentherapie, Bd. 21. Berlin u. Wien: Urban & Schwarzenberg 1937. — *Reichert:* Über die Technik der diaskleralen Magnetoperation. Bemerkungen zum Aufsatz von Prof. *W. Comberg*, im Juniheft 1930 dieser Zeitschr. S. 817. Klin. Mbl. Augenheilk. **85**, 424, 425 (1930). — *Reschopp:* Drei weitere Fälle von Kupfersplitterextraktionen aus dem Glaskörper. Diss. Bonn 1920. — *Roberts, W. E.:* Modivication of the Sweet localizing apparatus. Amer. J. Ophthalm. **8** 470—472 (1925). Ref. Zbl. Ophthalm. **15**, 683 (1926). — *Roche, Ch.*, et *G. Farnarier:*

Tolérance très prolongée d'un volumineux corps étranger intra-oculaire (de cuivre) méconnu. Bull. Soc. Ophtalm. Paris **1937**, 739—741. Ref. Zbl. Ophthalm. **40**, 673 (1938). — *Rosenblum, M.:* Die diasklerale Entfernung von intraocularen Fremdkörpern und die Vorbeugung der postoperativen Netzhautablösung. Vestn. Oftalm. **11**, 630—638 (1937). Ref. Zbl. Ophthalm. **41**, 238 (1938). — *Rumbauer:* Über intraokulare Fremdkörper im Kriege. Klin. Mbl. Augenheilk. **63**, 196 (1919). — *Sabadeanu V.:* Wandernde intraokulare Fremdkörper. Cluj. med. (rum.) **13**, 510—516 (1932). Ref. Zbl. Ophthalm. **28**, 727 (1933). — Corps étrangers migrateurs dé l'oeil. Arch. d'Ophtalm. **50**, 134—145 (1933). Ref. Zbl. Ophthalm. **29**, 306 (1933). — *Saburov, G.:* Die Röntgendiagnostik von Fremdkörpern des Auges. Vestn. Rentgenol. (russ.) **12**, 434—441 (1933). Ref. Ophthalm. Zbl. **32**, 188 (1934). — *Sachs:* Eine neue Durchleuchtungslampe und ihre Verwendung in der Augenheilkunde. Münch. med. Wschr. **1903 I**, 741. — *Sandera, Robert:* Pneumotenon. Über eine neue kombinierte Kontrastdarstellung des Spatium interfasciale Tenoni und der hinteren Sclera. Röntgenprax. **2**, 175—180 (1930). Ref. Zbl. Ophthalm. **23**, 553 (1930). — *Scherzer, I.:* Beitrag zur Casuistik der Schrotschußverletzungen des Auges. 'Klin. Mbl. Augenheilk. **59**, 431 (1917). — *Scheuch, Rudolf:* Über Verkupferung des Auges. Klin. Mbl. Augenheilk. **73**, 175—183 (1924). — *Schmid:* Über Spontanausstoßung von Geschoßsplittern aus dem Auge. Diss. Berlin 1917. — *Schmidt, Fritz:* Manganstähle. Werkstoffhandbuch Stahl und Eisen, 2. Aufl., H. 21. Düsseldorf: Verlag Stahleisen G.m.b.H. 1937. — *Schmidt, R.:* Über den Nachweis von Kupfer in den Geweben des Auges nach Verweilen von Kupfersplittern im Innern desselben. Graefes Arch. **46**, 665 (1898). — *Schmidt, W.* u. *E. Gaubatz:* Einfaches Verfahren zur Tiefenbestimmung von Fremdkörpern am Röntgenschirm. Dtsch. med. Wschr. **1936 I**, 684, 685. — *Seidel:* Zur Kenntnis der intraokularen Kupfersplitterverletzungen. Klin. Mbl. Augenheilk. **90**, 259, 260 (1933). — Zur Diagnose und Therapie der intraokularen Metallsplitterverletzungen. Klin. Mbl. Augenheilk. **93**, 544, 545 (1934). Ref. Zbl. Ophthalm. **33**, 264 (1935). — *Sena, José, A.:* Radiologische Lokalisation der Fremdkörper des Augapfels. Der *Sweetsche* Lokalisator. Semana méd. **1928 II**, 1813—1827. Ref. Zbl. Ophthalm. **21**, 468 (1929). — Aires **5**, 473—506, 571—598 (1930); **6**, 51—83, 170—182, 231—244, 290—313, 416—443, 590—615, 651—667 (1931). Ref. Zbl. Ophthalm. **27**, 75 (1932). — Fremdkörper der Orbita und des Augapfels (62 Beobachtungen). Arch. Oftalm. Buenos Aires **7**, 154—167, 213—227 (1932). Ref. Zbl. Ophthalm. **28**, 78 (1932). — 150 Fälle von Fremdkörpern im Auge. Semana méd. **1937 I**, 1673—1678. Ref. Zbl. Ophthalm. **40**, 40 (1938). — 150 Beobachtungen von intraokularen Fremdkörpern. Acta l. Congr. argent. Oftalm. **2**, 181—190 (1938). Ref. Zbl. Ophthalm. **42**, 283 (1939). — *Sexe:* Sclérotomie et extraction directe en chambre noire à la serretelle de Desmarres, sous le contrôle de la vue, a l'image droite, d'un corps étranger fixé dans la macula de l'oeil gauche. Bull Soc. franç. Ophtalm. **43**. Ref. Zbl. Ophthalm. **25**, 446 (1931). — *Slavik, B.:* Perforierende Verletzungen des Auges. Oftalm. Sborn. **4**, 38—42 (1929). Ref. Zbl. Ophthalm. **22**, 569 (1930). — Perforierende Augenverletzungen. Bratislav. lék. Listy **9**, 1128—1132 (1929). Ref. Zbl. Ophthalm. **22**, 568 (1930). — *Slocum, Geo:* Irremovable foreign bodies in the eye. J. Michigan State med. Soc. **24**, 22—28 (1925). Ref. Zbl. Ophthalm. **16**, 822 (1926). — *Speciale-Picciche, Pietro:* Diagnosi dei corpi estranei nell'occhio e nell'orbita. Ann. Ottalm. **52**, 480 (1924). Ref. Zbl. Ophthalm. **14**, 321 (1925). — Radiogramma dell'occhio. Contributo radiografico alla localizzazione dei corpi estranei. Soc. ital. Oftalm. Roma, 14.—16. Okt. 1926. Ref. Zbl. Ophthalm. **19**, 717 (1928). — Sulla possibilita di ottenere radiogrammi del globo oculare. Contributo allo studio della localizzazione radiografica dei corpi estranei endoculari. Ann. Ottalm. **55**, 600—607 (1927). Ref. Zbl. Ophthalm. **20**, 573 (1929). — *Speyr, v.:* Kupfersplitterverletzung des Glaskörpers. Klin. Mbl. Augenheilk. **53**, 194 (1914). — *Spratt, Charles, Nelson:* Intraocular foreign bodies. A review of 101 cases. Amer J. Ophthalm., III. s. **13**, 1079—1083 (1930). — *Spuler:* Über eine Neukonstruktion des Sideroskops. Ber. Klin. Mbl. Augenheilk. **49**, 516 (1911). — *Ssaburov, G.:* Röntgendiagnostik der Fremdkörper des A$_{ug}$es. Sovet.

Vestn. Oftalm. **2**, 186—193 (1933). Ref. Zbl. Ophthalm. **30**, 486 (1934). — *Stäblein, Fritz:* Eisenlegierungen mit besonderen magnetischen Eigenschaften. Werkstoffhandbuch Stahl und Eisen, 2. Aufl., O 41. Düsseldorf: Verlag Stahleisen G.m.b.H. 1937. — Unmagnetische Stähle. Werkstoffhandbuch Stahl und Eisen, 2. Aufl., O 51. Düsseldorf: Verlag Stahleisen G.m.b.H. 1937. — *Stankiewicz, Zygmunt:* Zum Verfahren von *Grudzinski* der Lokalisation von metallischen Fremdkörpern im Augapfel. Klin. oczna (poln.) 8, 17—19 (1930). Ref. Zbl. Ophthalm. **24**, 574 (1931). — Der Wert des Lokalisationsverfahrens nach *Grudzinski* auf Grund 5jähriger Erfahrung. Klin. oczna (poln.) **13**, 278—287 (1935). Ref. Zbl. Ophthalm. **34**, 412 (1935). — *Staunig, K.* u. *F. v. Herrenschwand:* Experimentelle Versuche der Röntgendifferenzierung des Augapfels. Fortschr. Röntgenstr. **36**, 372—374 (1927). Ref. Zbl. Ophthalm. **19**, 426 (1928). — *Stenius, Sten:* Diagnose und Lokalisation von intraokularen Fremdkörpern durch Röntgen. Finska Läk.sällsk. Hdl. **80**, 608—624 (1937) u. dtsch. Zusammenfassung S. 625. Ref. Zbl. Ophthalm **39**, 650 (1937). — *Stock, W.:* Kriegsverletzungen des Auges. Münch. med. Wschr. **1915** I. — Fremdkörperverletzungen des Auges. Med. Klin. **1937** I, 593, 594. Ref. Zbl. Ophthalm. **39**, 168 (1937). — *Stocker, Friedrich:* Über den Wert der skeletfreien Röntgenaufnahmen zum Nachweis und zur Lokalisation von intraokularen Fremdkörpern. Klin. Mbl. Augenheilk. **89**, 467—473 (1932). — *Stokes, William, H.:* Retained intraocular foreign bodies. A clinical study, with a review of three hundred cases. Arch. of Ophthalm. **19**, 205—216 (1938). Ref. Zbl. Ophthalm. **41**, 303 (1938). — *Sweet:* Vierte Reihe von Fremdkörperverletzungen mit Röntgenuntersuchung und Operationserfolgen. Ref. Zbl. Augenheilk. **1914**, 183. — *Szily, v.:* Ophthalmoskopische Befunde bei Kriegsverletzungen. Ber. 40. Verslg. ophthalm. Ges. Heidelberg 1916, S. 135. — Atlas der Kriegsaugenheilkunde. Stuttgart: Ferdinand Enke 1918. — *Takagi, A.:* Ein Fall von Schußverletzung des Auges durch eine Kugel der Windbüchse. Chorioretinitis sclopetaria. Acta Soc. ophthalm. jap. **38**, 1829—1834 (1934). Ref. Zbl. Ophthalm. **33**, 264 (1935). — *Terrien, F.:* Des corps étrangers oculaires bien tolrées. Arch. d'Ophtalm. **35**, 397 (1917). — Les erreurs de localisation des corps étrangers orbitaires à la suite de l'examen radiographique. Arch. f. Ophthalm. **42**, 74—80 (1925). Ref. Zbl. Ophthalm. **15**, 242 (1926). — *Terson, A.:* Experience sur des verres aclastiques. Bull. Soc. Ophtalm. Paris **1935**, 26. Ref. Zbl. Ophthalm. **34**, 495 (1935). — *Tertsch, R.:* Entfernung amagnetischer Fremdkörper aus dem Auge. Klin. Mbl. Augenheilk. **99**, 532, 533 (1937). — Die zweiseitige Röntgenbeobachtung während der Operation als Methode der Wahl bei der Entfernung nichtmagnetischer oder schwachmagnetischer Fremdkörper aus dem Auge. Klin. Mbl. Augenheilk. **100**, 339 (1938). — *Thiel:* Röntgendiagnose des Schädels bei Erkrankungen des Auges und seiner Nachbarorgane. Berlin: Julius Springer 1932. — *Thorpe, Harvey E.:* A new forceps for removal of lead shot from the vitreous. Arch. of Ophthalm. **15**, 308 (1936). Ref. Zbl. Ophthalm. **36**, 200 (1936). — *Tiscornia, Atilio:* Im Glaskörper flottierender Fremdkörper. Arch. Oftalm. Buenos Aires **5**, 201—207 (1930). Ref. Zbl. Ophthalm. **24**, 601 (1931). — *Torres Carreras, R.:* Die radiologische Lokalisation von Fremdkörpern der Augengegend. Rev. Diagn. y Trat. fisic. **1**, 174—177 (1925). Ref. Zbl. Ophthalm. **16**, 609 (1926). — *Uhthoff:* Kriegsophthalmologische Erfahrungen und Beobachtungen. Berl. klin. Wschr. **1916** I. — *Underwood, H. L.:* Intraocular foreign body. Three cases. Amer. J. Ophthalm. **6**, 917, 918. (1923). Ref. Zbl. Öphthalm. **12**, 115 (1924). — *Urbanek, Josef:* Über Verkupferung des Auges. Z. Augenheilk. **62**, 174—179 (1927). — *Van Duyse:* Les Rayons Röntgen en chirurgie oculaire. Arch. d'Ophtalm. **1896**, 101. — *Veil, P.:* Les corps étrangers intra-oculaires anciens et toléres doivent-ils être extraits? Bull. Soc. Ophtalm. Paris **1937**, 735—738. Ref. Zbl. Ophthalm. **40**, 673 (1938). — *Velhagen:* Zwölf Jahre Kupfersplitter im Augeninnern. Klin. Mbl. Augenheilk. **85**, 584 (1930). — *Velter et Perrin:* Deux cas de corps étrangers intraoculaires visibles à l'ophthalmoscope. Arch. d'Ophtalm. **35**, 231 (1916). — *Verwey, A.:* Ortsbestimmung eines Fremdkörpers im Auge nach dem Drehpunkt. Nederl. Tijdschr. Geneesk. **66**, 439—442 (1922). Ref. Zbl. Ophthalm. **8**, 417 (1923). — Localization of a foreign body in the eye in relation to the rotation center. Amer. J. Ophthalm. **7**, 337—340 (1924). Ref. Zbl. Ophthalm. **13**, 326 (1925). — *Vila Ortiz, Juan Manuel, Salvador R. Imbern* y *R. E. Giqueaux:* Die Röntgenuntersuchung des Auges. Acta 1. Congr. argent. Oftalm. **1**, 289—370 (1937). Ref. Zbl. Ophthalm. **40**, 492 (1938). — *Villard, H.:* Volumineux éclat de verre intraoculaire tolére pendant seize mois avec conversation presque intégrale de la vision. Clin. ophtalm. **11**, 367—372 (1922). Ref. Zbl. **8**, 417 (1923). — *Villasenor:* Fremdkörper im Auge bei Eisenbahnern. An. Soc. mexic. Oftalm. y Otol. **8**, 131—137 (1930). Ref. Zbl. Ophthalm. **24**, 832 (1931. — *Vogt:* Kupferveränderungen von Linse und Glaskörper. Klin. Mbl. Augenheilk. **66**, 277 (1921). — Zwei Fälle von Kupferkatarakt, der eine mit Chalkosis Retinae. Ges. Schweiz. Augenärzte Schaffhausen, Sitzg 24. u. 25. Juni 1922. Klin. Mbl. Augenheilk. **69**, Juliheft, 119—122. — Wie entfernt man einen Kupfersplitter aus dem tiefen Glaskörper ohne Läsion der Retina? Klin. Mbl. Augenheilk. **84**, 109, 110 (1930). — *Vollert:* Über einen Fall von Fremdkörperverletzung durch Zink, nebst pathologisch-anatomischen Untersuchungen über die Wirkung des Zinkes im Glaskörperraume des Kaninchenauges. Graefes Arch. **49**, 656 (1898). — *Wagenmann:* Die Verletzungen des Auges mit Berücksichtigung der Unfallversicherung. In *Graefe-Saemischs* Handbuch der Augenheilkunde. — *Waldmann, Ivan:* Die Fremdkörpertoleranz des Auges. Orv. Hetil. (ung.) **65**, 264—267 (1921). Ref. Zbl. Ophthalm. **6**, 324 (1922). — *Warschawska. J. K.:* Über perforierende Verletzungen des Augapfels. Monographie VII, Baku 1923. Ref. Zbl. Ophthalm. **12**, 113 (1924). — *Wassenaar, T.:* Spontaneous expulsion of en intraocular foreign body. Amer J. Ophthalm., III. s. **16**, 808, 809 (1933). Ref. Zbl. Ophthalm. **30**, 506 (1934). — *Weigelin:* Über Fremdkörperverletzungen des Auges im Kriege. Klin. Mbl. Augenheilk. **49**, 84 (1917). — *Weigelin, S.:* Über Fremdkörperverletzungen des Auges im Kriege. Ref. Zbl. Ophthalm. Augenheilk. **1919**, 114, 115. — *Weiss, K. E.:* Das Metallophon. Ein Apparat zum Nachweis metallischer und nichteisener Fremdkörper im Augeninnern. Zbl. Augenheilk. **30**, 100 (1906). — *Weiss, L. u. W. Klingelhöffer:* Welchen Wert hat die Röntgenphotographie für den Nachweis von Fremdkörpern im Augeninnern? Arch. Augenheilk. **39**, 291 (1899). — *Weiss, Willy:* Zur Entstehung der Verkupferung des Auges durch intraokuläre Kupfersplitter. Graefes Arch. **117**, 114—129 (1926). — *Werkstoff Magnesium:* Berlin: V.D.I.-Verlag 1939. — *Wewe, H.:* Kupfersplitterextraktion mittels der Telephonpincette. Arch. Augenheilk. **80**, 259 (1916). — *Wieczorek, Antoni:* Die Ausziehung eines nichtmagnetischen Fremdkörpers aus dem hinteren Augenabschnitte. Polska Gaz. lek. **7**, 235, 236 (1928). Ref. Zbl. Ophthalm. **20**, 410 (1929). — *Wieczorek, Antoni:* Ein Beitrag zur Lehre von der Verkupferung des Auges. Klin. oczna (poln.) **13**, 764—774 (1935). Ref. Zbl. Ophthalm. **36**, 100 (1936). — *Wiegels:* Beitrag zu den Verletzungen des Auges durch Kupfersplitter, speziell ihrer spontanen Ausstoßung. Klin. Mbl. Augenheilk. **1909**, Erg.-H. 47, 105. — *Wieser, St.:* Weitere Mitteilungen über die skelettfreie Röntgenaufnahme des vorderen Bulbusabschnittes nach Prof. Dr. *Vogt.* (Mit besonderer Berücksichtigung der Lokalisation kleinster, mit keiner anderen Methode nachweisbarer intraokularer Fremdkörper). Klin. Mbl. Augenheilk. **81**, 234—253 (1928). — *Winkler:* Weitere Erfahrungen über Bleispritzerverletzungen des Auges, insbesondere über das Dauerschicksal länger beobachteter Fälle. Z. Augenheilk. **41**, 60 (1919). — *Wirths:* Über Linsentrübungen bei Anwesenheit von Kupfer im Augeninnern. Z. Augenheilk. **40**, 164 (1918). — Ref. Zbl. Augenheilk. **1919**, 187. — *Woodruff, Harry W.:* Spontaneous extrusion of an intraocular foreign body (shot) with recovery of vision. Amer. J. Ophthalm., III. s. **21**, 1028, 1029 (1938). Ref. Zbl. Ophthalm. **42**, 283 (1939). — *Zahor, Aleksej:* Intraokulare Fremdkörper. Čas. lék. česk. **67**, 620—622 (1928). — Fragment de cuivre dans l'ooil. Opera collecta **1929**, 399—401. Ref. Zbl. Ophthalm. **2**, 416 (1930). — *Zauli, Giovanni:* Un raro caso die éspulsione di corpo estraneo endoculare. Boll. Ocul. **6**, 266—268 (1926). Ref. Zbl. Ophthalm. **18**, 690 (1927). — *Zuppinger, Adolf:* Die theoretischen Grundlagen und Möglichkeiten der röntgendiagnostischen Weichteiluntersuchung. Leipzig: Georg Thieme 1935.

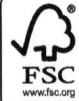

If you have any concerns about our products,
you can contact us on
ProductSafety@springernature.com

In case Publisher is established outside the EU,
the EU authorized representative is:
**Springer Nature Customer Service Center GmbH
Europaplatz 3, 69115 Heidelberg, Germany**

Printed by Libri Plureos GmbH
in Hamburg, Germany